DANCE E RECRIE O MUNDO

Dados Internacionais de Catalogação na Publicação (CIP)
(Câmara Brasileira do Livro, SP, Brasil)

Penna, Lucy Coelho.
Dance e recrie o mundo / Lucy Coelho Penna; [ilustrações de Lúcia Campos Arneiro]. − São Paulo : Summus, 1993.

ISBN 978-85-323-0430-8

1. Dança terapêutica I. Título.

93-0792   CDD-615.85155

Índices para catálogo sistemático:

1. Dançaterapia   615.85155
2. Terapia pela dança   615.85155

Compre em lugar de fotocopiar.
Cada real que você dá por um livro recompensa seus autores
e os convida a produzir mais sobre o tema;
incentiva seus editores a encomendar, traduzir e publicar
outras obras sobre o assunto;
e paga aos livreiros por estocar e levar até você livros
para a sua informação e o seu entretenimento.
Cada real que você dá pela fotocópia não autorizada de um livro
financia o crime
e ajuda a matar a produção intelectual de seu país.

DANCE E RECRIE O MUNDO

A força criativa do ventre

Lucy Penna

summus
editorial

DANCE E RECRIE O MUNDO
a força criativa do ventre
Copyright © 1992 by Lucy Coelho Penna
Direitos desta edição reservados para Summus Editorial

Capa: **Isabel Carballo**
Ilustrações: **Lúcia Campos Arneiro**

Summus Editorial
Departamento editorial:
Rua Itapicuru, 613 – 7º andar
05006-000 – São Paulo – SP
Fone: (11) 3872-3322
Fax: (11) 3872-7476
http://www.summus.com.br
e-mail: summus@summus.com.br

Atendimento ao consumidor:
Summus Editorial
Fone: (11) 3865-9890

Vendas por atacado:
Fone: (11) 3873-8638
Fax: (11) 3873-7085
e-mail: vendas@summus.com.br

Impresso no Brasil

Salve ó iniciados!
Atravessastes a noite;
Agradecemos isto a Ísis e Osíris!
O forte venceu
E o seu prêmio é o louro eterno
da Beleza e da Sabedoria!

Coro final da *Flauta Mágica*, de Mozart

A SANDOR PETHÖ
(In memorian)

Sumário

Apresentação 9

Prefácio da Autora 11

1. Myriam 17

   A paciente, 17; Início, 18; Dança, 19; Barriga, não: ventre, 20; As pernas não soltam quando a cabeça está presa, 22; Ter e dar vida, 23; Parceiro interior, 24; Buscar sabedoria 25.

2. O ventre da mulher não está livre 27

   Sob controle, 27; Estatísticas reveladoras, 27; Gravidez na adolescência, 30; Comedoras de pílulas, 31; O controle branco, 32; Um novo padrão para o controle de natalidade, 33; *Mater Dolorosa*: escrava ou rainha do lar, 34; Órfãos da Grande Mãe, 36; Mulher à vinagrete, 37.

3. O jeito de corpo da mulher 41

   Contribuições de uma ancestral: AL. 288-1 ou Lucy, 41; Parir ou andar, 43; Seleção natural, 46; O delicado compromisso da mulher urbana, 50; O domínio da pelve, 54; O preconceito, 55; Propriedades da cinesiologia feminina, 55; Yin e yang, 57; O treinador interior, 58; A androginização da mulher, 59; Olimpíadas sem deuses, 61.

4. O ventre como centro de consciência 63

   Onde fica o ventre, 63; Parte superior: o diafragma, 64; Parte mediana: a "barriguinha", 68; O umbigo, 68; Centro de gravidade, 70; Parte inferior: o diafragma pélvico, 71; Os chakras, 73; O chakra de base e as glândulas supra-renais, 75; O segundo chakra, 76; O plexo solar, 76; O ventre segundo a Cabala, 78; O resgate da consciência visceral, 81.

5. A dança do ventre 83

A remota origem, 83; Dançar para dar à luz, 85; Amantes, mães e sacerdotisas, 86; Fortes e seguras como a deusa, 87.

6. Dançar para criar o mundo 89

O retorno da deusa, 89; Primeiras divindades, 90; Casais divinos, 92; Mitos egípcios sobre a origem do mundo, 93; Sol andrógino, 94; Terra e céu: amantes separados, 94; O casal divino em Tebas, 96; Mito de Shiva Nataraja, 96; Shakti, a serpente, 97; O touro e a deusa, 98; Aspectos essenciais da Mãe, 101; Prazer de viver, 104.

7. Egito: do efêmero ao eterno 107

Deuses que dançam, 107; Filhos das terras preta e vermelha, 108; Como viviam as egípcias, 109; Mulher faraó, 110; Dançando na vida e na morte, 112; Teatro, 113; Cabeça de vaca, 114; Para além dos opostos, 116; Casamento sagrado, 117; Mito de Ísis e Osíris, 118; Madeira sagrada, 119; Ísis, 120; Alcance psicológico do mito, 121.

8. O sonho de ser odalisca 125

Sonho, 125; Trono, 126; Despertar, 127; Sinais dos mistérios, 127; O arquétipo da odalisca, 129; Corpo, orgasmo e morte, 130; Revelação, 131.

9. Encanto da mulher serpente 133

Chama na coluna dorsal, 133; Símbolo da cura, 134; Emergir da serpente, 135; A serpente no Gênesis, 138; Serpente alada, 140; A ciência da serpente, 140; Três canais de percepção, 143; Auto-estima, 143; Grupo feminino, 144; Equilíbrio e ritmo, 145; Compreender a vida, 146.

10 Confronto com as forças vitais 149

Medo de ser devorado, 149; Vagina dentada, 150; Medo da gravidez, 150; Criar ou reproduzir, 151; Ventre masculino, 153; Prisão de ventre, 154; Instalar-se no umbigo, 155; Corpo, casa, cosmo, 156; Acolhendo a mãe natureza, 157.

11. Perto do coração profundo 159

Consciência grupal, 159; Do ventre ao peito, 160; Ação corajosa, 162; Coração leve como uma pena, 164; Atual iniciação coletiva, 166; A proposta de Sandor, 167; Dançar consciente, 168.

Apresentação

"A mulher representa a vida. O homem representa o servo da vida. O homem não compreende a vida, exceto pela mulher."

JOSEPH CAMPBELL

Este livro trata da relação do ser humano com seu ventre e com as forças criativas que nele podem ser reativadas.

Fala, especialmente, das experiências com a sexualidade e a procriação, focalizando o papel da mulher no desenvolvimento social.

Diz que as atuais condições de vida reprimem a criatividade e propõe direções para que a força criativa do ventre seja melhor aproveitada. Os preconceitos que ainda existem acerca dessa força precisam ser substituídos pela compreensão lúcida dos seus recursos.

Mostra os aspectos simbólicos que foram associados ao ventre humano em civilizações passadas, como a mesopotâmica, a hindu, a chinesa e a egípcia.

Discute o potencial desses símbolos na psique coletiva do homem e da mulher contemporâneos.

Analisa as experiências de algumas mulheres que estão aproveitando o treinamento da dança do ventre para enriquecer seu autoconhecimento. Essa dança antiga é sagrada e seu simbolismo aviva a serpente, moradora dos espaços subterrâneos da psique. Seu encanto é poderoso, sua presença é ancestral, um dos símbolos mais antigos da força criadora. Deve ser trabalhada e desenvolvida para sustentar as fragilidades, minorar os sofrimentos, realçar o brilho ainda opaco dos corações nos dias agitados do final do milênio.

Utiliza os ensinamentos do prof. Sandor Pethö, mestre e amigo, com quem aprendi a considerar o corpo e a psique como um par de opostos que podem e devem ser integrados através do espírito lúcido e criativo, capaz de compreender as imagens do inconsciente humano. Sou particularmente grata ao seu espírito sábio e generoso e ao alento de vida que me transmitiu.

Tive aulas de dança do ventre com a professora Madeleine Kitschian (Shahrazad), com quem descobri a riqueza dessa velha prática feminina. Agradeço-lhe o entusiasmo e a paciência no trato com meu corpo. As experiências de amigas e de pacientes que também praticam a dança sagrada completaram o quadro do qual retirei os temas abordados nos capítulos.

Apreciei o incentivo recebido do amigo dr. José Vicente Martins Campos, que me ajudou a abordar os aspectos médicos dos temas, deu-me assistência bibliográfica e discutiu vários trechos. Sob sua orientação, Lúcia Campos Arneiro realizou as excelentes ilustrações presentes no livro. Estou grata à beleza do trabalho de Lúcia e à presença cordial do dr. Campos.

Rosângela Petta animou-me a escrever sobre os mitos antigos, o Yin e o Yang, editando habilmente meu texto. Dr. Rogério Sawaia comentou os capítulos referentes à gravidez, Elisabeth Fontes e dr. Igor Projansky, os relativos à medicina oriental chinesa e ao taoísmo. Partilharam também das minhas pesquisas oferecendo sugestões e apoio Lucimar Penna, Maria Duschennes, Isabel Cristina, Elisa Guerra M. Campos, Eliana Tessitore, Márcia Briza, Ana Regina Falcão, Luís Pelegrini, Maria Glória Coelho, Geraldo Spacassassi, Cidinha Clemente, Lindanor Celina, Caio Kugelmass, Antonio O. Penna.

Com dedicação, Janize Oliveira digitou meus orginais e Selma Santos reviu as cópias. A todos esses amigos, meu abraço de gratidão.

Finalmente, agradeço à Fonte superior da vida pela oportunidade de reunir aqui tantas experiências e de comunicá-las ao público.

Lucy Coelho Penna

Prefácio

ENTRANDO NO PRÓPRIO VENTRE

Quem somos nós sem o ventre feminino? Por ele entramos na vida, dentro dele somos concebidos, formados e dele saímos para o mundo. Também da Terra somos todos filhos, enquanto matéria corpórea, nascidos deste planeta, feitos de suas substâncias, como os minerais, as plantas e os animais. A Terra é Gaia,[1] a Mãe-Natureza, e a sua canção é o amor, como dizem os mitos antigos. Ela é a nossa casa, assim como o corpo é a nossa terra.

Para tratarmos com mais sabedoria os recursos criativos do corpo e do espírito, precisamos vê-los como parte dos valores sagrados que criaram e mantêm a vida no planeta. Partindo da consideração de que a atual condição feminina ainda é inadequada sob vários aspectos, e que o espaço a ser ocupado pelo princípio yin na cultura tenderá a expandir-se proximamente, abordarei um tema central para o esclarecimento dessas tendências: a força criativa do ventre.

As pessoas, em geral, ainda não exercem domínio responsável sobre o seu potencial criativo. Isso se deve predominantemente à falta de informações e vivências dos dinamismos internos. Não se pode viver completamente a força da vida que se manifesta no sexo, por exemplo, apenas com as formulações exteriores, anatômicas, ou somente com as informações fisiológicas do corpo. As dimensões subjetiva, impessoal e até mesmo transpessoal do ventre humano preci-

---
1. Gaia (pronúncia de Géia) é o nome com o qual a Mãe-Terra foi reverenciada na região dos antigos povos que formaram a Grécia.

sam ser entendidas e desenvolvidas para que seja superado o sofrimento da pessoa individual, quando ela lida com experiências de relacionamentos sexuais e com o controle dos nascimentos, entre outras tantas questões.

Em seus aspectos mais amplos, o ventre permanece ainda incógnito. Como o caldeirão do alquimista, onde se misturavam e condensavam os elementos, gestando novas formas, o ventre tem-se mantido oculto, reprimido, latente, embora não menos poderoso do que já parece ter sido há seis ou sete milênios.

Como é possível dominar aquilo que não se conhece bem? Reprimindo, como tem sido com a força criativa, perdendo tempo e energia medrosamente. Ou com violência consumidora, "liberando" o ventre na ânsia de devorar o mundo e os outros. Ou, ainda, banalizando-o, tornando-o um "não mais do que".

A força do ventre existe para ser cuidada, desenvolvida e aplicada com objetivos não egocêntricos. Ela é poderosa demais para submeter-se ao consumismo ideológico predominante nesta era pós-industrial que coloca seres e corpos como artefatos eletrônicos, máquinas de produzir prazer oco e sem vida própria. Ela é importante demais para ficar aprisionada nos modelos estéticos de uma beleza fabricada nos laboratórios e nas salas de gerência das potências econômicas. Porque os fabricantes da moda e dos objetos de consumo, muitas vezes também dos fármacos que mudam as funções naturais do corpo e da psique, não percebem o mal que acarretam. Seus protótipos de homens e mulheres "saudáveis", bem-comportados, sem dor, cor ou sabor são antinaturais e tão irreais quanto inatingíveis. Embora não pretendam, os criadores de produtos que modelam corpos e mentes de modo inatural tiram o gosto de viver de muita gente, que passa a se sentir feia, anormal e... doente.

Também a força do ventre está sendo vilipendiada quando a sociedade produz grandes quantidades de mulheres estéreis que vão para o mercado de trabalho robotizadas, despersonalizadas e humilhadas, pagando um alto preço para, muitas vezes, conseguirem apenas um salário mínimo. Situação levemente melhor têm aquelas que empregam métodos anticoncepcionais. No entanto, os que estão nas farmácias são tentativas de controle ainda pouco satisfatórias. Podem, por exemplo, ser utilizados com inconsciência, como meros artefatos de auto-repressão. A inconsciência de parte das mulheres gera oportunidades para que os métodos à disposição ajam como mutiladores da sua força interna, biológica, psicológica e inclusive espiritual. Nada verdadeiramente digno, sem efeitos colaterais e completamente confiável surgiu da ciência até agora. Por que isso?

É provável que haja inibições coletivas, sedimentadas no inconsciente desde o final da era das deusas femininas, constituindo uma espécie de paradigma lógico que exclui novas formas de pensar o nascimento e a morte. Ambos são fatos inerentes à vida neste planeta, são duas condições que se opõem, uma no início e a outra no final da existência e, interessantemente, a sociedade não ensina quase nada de novo sobre essas duas realidades há muito tempo.

O que temos para ajudar a compreender os mistérios da vida e da morte está registrado nos mitos. Em épocas anteriores, viveu-se de maneira mais natural e o contato com o dinamismo criador da natureza circundante parece ter estimulado formulações mentais que levaram aos mitos, assim como hábitos de vida cotidiana. Cuidou-se do corpo em associação com as emoções e as idéias de uma dimensão invisível e sagrada. Dentro daquela atmosfera foi elaborada uma dança sagrada, da qual alguns movimentos nos chegam até hoje. Essa dança expressava a força do ventre humano, lidava com a ânsia de poder, com a sedução e com o medo ancestral da morte. Ela preparava, em suma, para conviver com os elementos da natureza no mundo interior e no mundo exterior, exaltando as energias da criação.

Modernamente, sem mitos alentadores que nos ensinem a conviver pacificamente com as forças naturais, sofremos a angústia de uma orfandade. Os grandes sistemas religiosos parecem ter falhado na sua tarefa de ligar o homem ao sagrado. Tem-se a impressão de que se tentou elevar o ser humano retirando dele a sua seiva, as raízes terrenas, carnais. Depois, a espiritualidade almejada reverteu-se em corrupção, magia e, também, na louca desvalorização dos bens da própria natureza; os rios e mares, as florestas, a atmosfera e o corpo. As religiões que prometeram a salvação, sem ligar o ser à natureza dentro e ao redor dele, desaguaram na insana condição em que se encontra o nosso meio ambiente ao final do milênio.

Não obstante, a cura de tamanho desequilíbrio é possível. Robert Graves, poeta e historiador inglês, afirma em *The White Goddess* (1961) que a sociedade do futuro cantará a beleza das florestas, das flores, dos mananciais de água pura, como já ocorreu em épocas passadas: "E trará o retorno da Deusa, a mãe da vida, única e verdadeira musa inspiradora de todos os mitos e poemas". Este livro trata do reencontro com a natureza dentro da mulher. Em conseqüência, trata da união dos pólos opostos da sua psicologia, que estiveram separados já por tempo excessivo. Mulher e natureza são interligados. Fritjof Capra, em sua obra *O ponto de mutação* (1982), com uma sensível descrição de nossa época, mostra que reavaliar os aspectos femininos da sociedade moderna corre em paralelo com a manifestação ampla em favor da preservação ecológica.

Falarei também do símbolo da grande serpente. Vida e morte, ciclos temporais, mistérios que a pessoa percebe em si e fora de si foram simbolizados na serpente sagrada. Símbolo das transformações cíclicas da vida e das energias telúricas do inconsciente, esse animal foi representado como ser divino e feminino em muitas culturas anteriores. Mas o poder da grande cobra ainda está vivamente presente hoje, por exemplo, na Amazônia.

Sobre ele os caboclos de Óbidos, cidade à margem do Amazonas, contam o mito da Boiúna. Dizem que naquele lugar existe uma imensa serpente que de tempos em tempos reacomoda seu tremendo corpo e faz mexer a terra e as águas do rio, provocando enchentes, desbarrancamentos e inundações. Sua cauda está dentro do rio e a cabeça debaixo do altar-mor da igreja matriz da cidade. É interessante observar que o rio Amazonas alcança diante de Óbidos a sua vertente mais rápida e profunda. Esse mito mostra a relação psicológica que os nativos estabeleceram entre a força telúrica das águas e a imagem da serpente, que muda de pele periodicamente, assim como o rio também se transforma por meio das cheias e vazantes. Com essa analogia, os habitantes aceitam os ciclos do rio, adaptam-se e convivem com os fenômenos como parte do sagrado. Os fatos naturais estão na dimensão que transcende seu controle, mas podem ser assimilados plenamente na linguagem mitológica.

Os colonos e empresários que, ao invés da atitude de respeito pelo mundo natural, desmatam, represam e queimam o chão estão tratando todo o meio ambiente como objeto de consumo. Essas pessoas também vêem a si mesmas como objetos, ignorantes da delicada relação que têm com a natureza para sobreviver. Estão empregando uma consciência visceral das coisas, procurando apenas devorar, evacuar e consumir. Isso acontece quando a força do ventre não foi ainda conscientemente integrada, trazendo destruição para o ser humano e para o ambiente.

A serpente mitológica mora no ventre da terra e das águas. Mas, bem fundo, na coluna vertebral do ser humano, reside uma força que não passou despercebida pelos orientais. Na Índia, foi representada como uma serpente de fogo — a Kundalini, divindade feminina. Na China, existe o mito do dragão que está em todos os lugares, com seu hálito de fogo presente em tudo o que é vivo, inclusive no âmago de cada ser humano. Uroborus é outro nome, utilizado pelos gregos, para descrever a experiência de um poder sobre-humano, na forma de uma serpente que come a própria cauda — e o círculo formado simboliza tanto o macrocosmo quanto o microcosmo, ou seja, planetas e estrelas ao mesmo tempo que o indivíduo.

As correlações do ser humano com o mundo são freqüentes na mitologia. Diz-se, por exemplo, na lenda do Santo Graal, que as terras ficaram improdutivas e a peste arrasava as populações porque o rei estava doente. O rei é a terra, e esta reflete o equilíbrio do seu soberano. Com isso, os povos antigos ensinavam que o homem superior é uno com a terra, indiviso com ela e sabe disso.

Diante das situações de perigo natural (terremotos, furacões, enchentes), os povos indígenas e outras culturas antigas da Ásia analisavam o seu correspondente no mundo subjetivo. Procuravam dominar as intempéries olhando para dentro de si, devolvendo o equilíbrio interno. É oportuno que as pessoas experimentem uma dose desse velho remédio, entrando em contato com a serpente de fogo. Essa tarefa, não obstante, é bem difícil para a mentalidade tecnicista.

Talvez a viagem ao ventre humano seja um caminho mais acessível e já, de certo modo, espontaneamente procurado por aquelas pessoas que estão revivendo a sagrada Dança ou dança do ventre, hoje em dia. Entrar no próprio ventre seria como entrar simbolicamente no seio da Terra e confrontar-se com a grande serpente de que nos falam os mitos.

1. Myriam

A PACIENTE

Desenterrar a força do próprio ventre. Foi o que fez Myriam, uma moça que me procurou para fazer psicoterapia em 1986. Era uma fisioterapeuta de 35 anos, solteira, sem filhos, que trabalhava em São Paulo com massagens e métodos de relaxamento. Sempre fazia cursos para aprender novas técnicas e, por sugestão de amigas, começou a praticar a dança do ventre. Depois de alguns meses, deixou o curso, sem entender bem por quê. Percebeu, porém, que seu inconsciente havia ficado bastante estimulado por aqueles movimentos. Surgiram novas configurações de imagens e de sonhos, que ela não conseguia entender.

Sua procura por um tipo de dança oriental, naturalmente, não havia sido apenas por sugestão das amigas: representava também uma oportunidade de entrar em contato com determinados conteúdos inconscientes. Quais eram esses conteúdos? Bem, era isso o que Myriam pretendia compreender por meio da terapia. Por enquanto, o que sentia já era bastante estranho e questionador dos seus comportamentos habituais.

A experiência com Myriam foi a primeira de uma série que continuou com outras pessoas que vieram à procura de psicoterapia, enquanto estavam praticando dança do ventre. Comecei a considerar essa dança como algo importante para o desenvolvimento somático e psicológico. Percebi, ainda, que um sistema de movimentos expressivos como a dança do ventre deveria de ter sido elaborado em uma época historicamente propícia. E por razões sociais e psicológicas muito importantes! Qual seria sua verdadeira origem? Considerei, também, que a redescoberta dessa dança em grandes centros urbanos ocidentais poderia corresponder a outras razões sociais, emocionais e físicas significativas para a mulher de hoje. Mesmo levando em conta o peso da mídia e o fator modismo, deveria haver alguma necessidade psicológica relacionada com a questão do ventre feminino.

Porque foi isso o que descobriu Myriam, percebendo melhor seu corpo, redescobrindo valores milenares atrás da cortina de civilização e catequização religiosa, véus que limitaram a visão de si mesma e dos outros, até que pudesse resgatar a força de seu ventre criador.

INÍCIO

— Myriam, por que foi mesmo que você parou com as aulas de dança do ventre?

— Então você acha que eu, uma boa profissional, lida e viajada, ia me meter naquele remeleixo? Parecia uma putinha!

Myriam detestou a idéia de ter de dançar feito serpente. De jeito nenhum ia descadeirar, ainda mais feito bicho. Era demais. Resolveu parar quando estava prestes a desmanchar suas defesas. Os anos de racionalismo cristão amarravam com cimento armado ossos e carnes de seu corpo.

Não completamente, porém. Ela teve sensações e imagens que não podia compreender. Quis, mas não conseguiu pará-las. Via as mesmas cenas confusamente, na sala de terapia, no carro, na rua, e não compreendia direito o que seu inconsciente queria dizer-lhe. "Ou seriam recordações de outras vidas", perguntava-se.

Aos poucos, Myriam foi trazendo a sua história e falou-me do dia em que as estranhas imagens chegaram ao ponto máximo: "Eu havia tido uma noite difícil e acordei meio cansada. Embora com as idéias ainda confusas, decidi que era preciso reagir. Saí da cama e fui ao banho. A água, quase fria, tirou o resto de calor de minhas costas, despertando-me. Minha rotina estava em andamento. Mais consciente, ainda que um tanto arrepiada, falei alto: 'Vou contar tudo isso para alguém. Não quero ficar doida!'. Fui trabalhar. Chegando à clínica, me troquei, arrumei a sala e fiquei aguardando os primeiros pacientes, com um livro nas mãos. A secretária logo veio me avisar que um rapaz com a perna quebrada precisava de ajuda.

"Ele entrou em seguida. Era loiro, os olhos pareciam tristes, tinha dores muito fortes nos braços e nas costas. Seu corpo vergava nas muletas. Deixando as mãos deslizarem pelas costas e pelos braços do rapaz, percebi que soltava as tensões. Mas havia o cheiro do medo naquele corpo. Será que foi apenas um acidente? Que coisa, Myriam, onde é que você foi buscar essas idéias... Bem, acho que vou começar trabalhando sobre cada uma das vértebras e depois ver o que posso fazer na cabeça...

"O banquinho, acostumado com meu peso, me recebeu sem gemido. Tomei a cabeça do jovem entre as mãos e iniciei os movimentos. Pequenos 'oitos' leves, quase imperceptíveis, para movimentar as duas primeiras vértebras cervicais. O moço ressonava, aliviado das dores.

"Comecei também a relaxar. Minha respiração ficou mais calma e profunda. Percebi as nuances de claro e escuro no ambiente e os efeitos do vento que movia a persiana abaixada. Além da janela, um pássaro cantava. Estremeci levemente, quase sem perceber. Fechando os olhos, entrei na corrente de imagens que acompanhava aquela espécie de dança. Vi de novo as telas. Ou seriam afrescos pintados em rochas altíssimas? Ao redor de mim, as paredes estavam se colorindo com estranhas figuras e desenhos que poderiam ser um tipo de letras. Eu própria me deslocava rapidamente, um vôo por entre colunas e paredes de pedra nua. Senti uma vertigem. Abrindo os olhos, assustada, observei que o peito do rapaz estava ondulando tranqüilamente. Ele não percebeu nada, assegurei-me. Estava tudo bem.

"Nem reparei quando minhas pálpebras caíram novamente e eu mergulhei, mais uma vez, na correnteza de imagens que parecia nascer dos meus ossos."

DANÇA

Preocupada com o que vinha acontecendo, Myriam me procurou para conversar. Concordamos em que sua experiência anterior com a dança do ventre havia estimulado o inconsciente e ela precisava de calma para elaborar o material que vinha saindo.

Sua preferência por uma dança de estilo oriental parecia corresponder a uma antiga necessidade de entrar em contato com determinados arquétipos. Mas aquilo que estava emergindo era tão inesperado que a deixava assustada, com medo de perder o controle e a própria identidade. Myriam não tinha dificuldade em identificar as sensações corporais e verbalizá-las. Mas tudo o que ela sabia até então era insuficiente para compreender os dinamismos mais sutis de sua vida psíquica.

Combinamos fazer um trabalho de análise, respeitando o ritmo do seu processo interno. Com bastante paciência e mútua tolerância caminhamos juntas, tentamos desvendar o significado daquelas imagens que apareciam quando ela relaxava. Descobrimos que sua experiência pertencia ao universo de vivências de quase todas as mulheres.

Myriam sempre havia praticado muito esporte. Desde menina teve corpo forte, gostava de natação, torceu três vezes os pés praticando salto em distância, isso até os 14 anos. Aí descobriu o vôlei. Adorou, foi campeã pelo seu time no torneio intercolegial. Time de meninas, claro. Mas o treinador era um rapaz, como quase sempre na sua época.

— A gente praticava esporte porque gostava. Não dava era pra enfrentar o time dos meninos: era surra na certa. Também, eles treinavam há mais tempo do que as meninas — desculpou-se, já despertando para as implicações psicológicas desse fato.

— Então, a sua escolha pelo trabalho corporal vem desde menina?

— Eu queria entender melhor aquele negócio de dores nas costas, pernas quebradas... Torci várias vezes os dedos, também os pés, quis saber mais sobre o tratamento que eu recebia. Como as pessoas se machucam!

— As pessoas não recebem uma orientação adequada nas aulas de educação física nem nos clubes, e quando vão tentar correr, jogar, acabam fazendo tolices.

— Claro! E tem mais, a gente vê que quase ninguém se alimenta direito. Ainda pior: chegam os campeonatos lá no clube, a moçada toda entra nos "grudes", nas bolinhas e estimulantes para melhorar o desempenho. Eu já vi que as meninas tomam hormônios para mexer no corpo e poderem jogar melhor...

— Jogar "melhor" segundo os padrões masculinos, quase sempre.

BARRIGA, NÃO: VENTRE

Um dia Myriam chegou com esta pergunta:

— Por que será que quando a gente vai comprar uma blusa, tem de levar aquele enchimento nos ombros? Eu via minha avó dizendo que já usou aquilo logo depois da guerra. Agora voltou à moda, e não tem blusa nem casaco que não venha com aquelas almofadinhas.

— As almofadinhas aumentam os ombros das mulheres. Às vezes elas têm ombros encolhidos, e aquela coisa dá a impressão de que está tudo certinho, reto.

— Você não acha que a gente fica com os ombros largos como os homens? A gente nota que também ajuda a disfarçar os seios. E por que as mulheres gostam disso?

— Veja, quando os ombros estão mais largos, tem-se a impressão de que a pessoa é forte, segura, ela fica maior...

XALE × BLAZER

O xale é uma peça antiga do vestuário feminino que caiu em relativo desuso. O nome vem do persa *xal* para designar uma espécie de manta, em geral de lã ou seda, com que as mulheres cobrem e agasalham os ombros, o tronco, às vezes a cabeça. Muito usado pelas espanholas e pelas portuguesas, tornou-se popular na Península Ibérica depois que os árabes a dominaram durante a Idade Média. Esse tipo de agasalho está sendo substituído pelo *blazer*, ou pelo paletó, peças que já foram exclusivas do vestuário masculino. Quando uma mulher punha um xale, envolvia o corpo de tal maneira que ele ficava arredondado. Já o paletó é uma roupa que marca os ombros, tem até enchimentos, deixando a forma da pessoa mais retilínea. A escolha do tipo de roupa que se vai usar não ocorre por puro acaso. Depende do nível sócio-econômico, mas principalmente do gosto da pessoa. Então, quando se observa que as mulheres estão adaptando para si as peças do guarda-roupa masculino, pode-se pensar, também, que estão mudando de atitudes frente à vida e a elas mesmas.

Myriam ficou pensativa.

— Talvez eu peça o xale da minha avó emprestado.

Myriam resolveu voltar a praticar a dança do ventre três meses depois. Mais confiante, aceitou a proposta que lhe fazia seu inconsciente. Pudemos então acompanhar as suas autopercepções.

Depois de algum tempo, notou que seu corpo ficava mais forte. Mas não era grosso nem musculoso, apenas forte e firme: os pés abertos agarravam melhor o chão, ficou mais fácil até para andar. A batata da perna, depois de muito sofrer, ficou mais alongada e elástica. Os quadris? Myriam percebeu, pela primeira vez, que tinha dois, em vez daquele monobloco com que se acostumara. Com esforço, ela venceu o medo do ridículo e foi deixando-os balançarem, como uma bela embarcação navegando nas ondas dos ritmos orientais. Antes ela achava que tinha barriga. Agora, tinha ventre.

— É bem diferente — concluiu. O ventre é feminino, gera filhos, tem uma energia quente e gostosa que se espalha pelo corpo todo. A barriga é flácida, inútil, a gente só quer acabar com ela! E tem mais, o umbigo pode ser bonito...

Myriam estava se aprumando. As costelas abriam quando ela respirava e já não sentia aquela velha azia quando acabava de tomar um cafezinho.

AS PERNAS NÃO SOLTAM QUANDO A CABEÇA ESTÁ PRESA

"O corpo é o templo do Espírito Santo": Myriam estudou com as freiras.
— Mas parece que quem tomava conta era o diabo. Porque não se podia falar em sexo, só muito por alto. E eu tive de aprender a fechar as pernas.

Voltou a sonhar com os tempos do colégio de freiras. Lá o corpo era uma coisa muito perigosa. Só ouvia falar dele na aula de biologia, e assim mesmo porque estudava as moscas e as minhocas. Não via o corpo de ninguém totalmente nu. Tocar? Raro, muito raro mesmo.

Myriam recordou sua primeira menstruação. Não teve vergonha, mas logo percebeu que perdera a liberdade de brincar com os meninos.

— Até nos "mingaus dançantes" dos domingos eu dançava com as coxas apertadas. E se o negócio entrasse?
— Mesmo assim, você incorporou a noção de que uma moça bem educada não pode expressar o desejo.
— É, não pode gozar, mas deve ter filhos.

Aconteceu logo depois que completou seis meses de treinamento na dança do ventre: Myriam estava descansando, deitada em sua cama, quando percebeu que as pernas formigavam, ou vibravam. Pareciam vivas: "Se elas pudessem, sairiam sozinhas por aí".

Talvez tenha cochilado, porque via imagens coloridas quando notou uma leve sensação na área genital. Abriu os olhos e continuou sentindo. "Por que diabo eu sempre tenho *isso* depois que danço?" Era, claramente, uma excitação genital, assim gratuita, aparentemente fora de hora, que foi se espalhando pelas pernas, subiu pelo ventre, esquentou os seios, arrepiou a nuca e os braços. Os pés estavam uma brasa. "Nossa! Se eu tivesse o Paulo aqui nós ficaríamos malucos."

Para testar, Myriam resolveu marcar encontro com o seu namorado para depois da aula de dança do ventre. Fizeram um lanche e foram para o apartamento dela. Morava sozinha há dois anos. Só que nada deu certo.

— Como é que pode, eu naquele pique danado e ele, nada.
— Mas você demonstrou com carinhos, fez com que ele entendesse o que queria?
— Ah, não estou acostumada com isto, não. Eu sempre fico na minha, sabe, jogo um charmezinho... Gosto daquele dou-não-dou.

Ela era mestra do controle. Descobriu, depois, que se torturava e torturava o namorado. Por fora, uma boneca; por dentro, domadora.

Myriam acabou o namoro. Não ia dar certo. E, além do mais, queria se sentir sozinha. Foi quando começou a ver que o ex-namorado era o guardião dos seus instintos. Enquanto estava com ele, brigava. Sozinha, precisava de muita coragem para assumir os seus desejos. E o medo?

Sem o namorado por perto, não sabia ser mulher. Com ele, era aquele chove-não-molha. Modelo de mulher domesticada, que morde a mão do dono mas continua ali, atrelada na canga. Será que mulher assim pode ser feliz e fazer um homem feliz? Myriam questionava os seus antigos valores.

TER E DAR VIDA

Seus seios, um dia, dançaram. Myriam acreditava na beleza de seu rosto. Os cabelos até que eram mais ou menos, mas os seios... "Não seria melhor que fossem menores?"

Ela se questionava nas nossas primeiras conversas, quando analisamos a sua imagem corporal. Até que soltou mais os braços, as omoplatas, e conseguiu mover os seios. Contou-me que sentiu que tinha seios, agora podia ficar satisfeita com eles.

— Parece que eles mostram a força da mulher.
— E a sua capacidade de amar.

Myriam desejou ter um filho. Não foi por acaso. Nosso trabalho de terapia abriu as comportas desse desejo. Ela havia se orientado primeiro para o trabalho, considerando-o o esteio da sua vida. Porém não tinha percebido que o motivo de toda a sua luta profissional era... ela mesma. Logo, precisava se colocar como centro de tudo o mais.

Quando percebeu que era importante ter a experiência de ser mãe, Myriam ficou com medo de não dar conta. Afinal, nem mesmo estava com um namorado firme naquele momento. Como seria trabalhar e cuidar de uma criança? "Talvez fosse melhor viver sem mais essa complicação", pensou.

Ainda assim, suspendeu o uso das pílulas. Nos meses seguintes, quando os hormônios voltaram a circular regularmente sem a interferência do anticoncepcional, Myriam tornou-se particularmente sensível. Experimentou intenso desejo de contato. Reviu antigos relacionamentos e amizades, limpou certas mágoas guardadas e se descobriu uma mulher mais alegre do que parecia até então.

Nessa fase teve vários sonhos. Um deles foi o seguinte: estava deitada sobre a terra, no alto de um morro. Esforçava-se para ver o outro lado, mas uma cerca de madeira a impedia. Sentou-se encostada na cerca, pensando como faria para continuar seu caminho.

Cochilava quando sentiu a aproximação de alguém pela frente. Um homem de pé tocou-a no rosto.

— Quem é você?

— Seu amigo.

Ela não acreditou:

— Como, se não o conheço?

— Sou seu amigo há muito tempo, mas você não percebe que estou sempre ao seu lado. Vim agora para levá-la adiante desta cerca, conheço um caminho.

Myriam se levantou tomada por uma estranha sensação de confiança na expressão firme e afetuosa do homem, e foi com ele. Acordou, admirada da sua atitude, que chamou de imprudente. Quem era o homem misterioso?

PARCEIRO INTERIOR

O psiquiatra suíço C. G. Jung (1885-1964) nos fala que a mulher possui um companheiro interior, personificação do seu lado masculino, que ele chamou de *animus*. Surge como guia nos caminhos do inconsciente (como ocorreu no sonho de Myriam), levando a mulher além dos limites das suas regrinhas convencionais. No papel de guia, o lado masculino da psique de Myriam incutiu-lhe a coragem que estava faltando para que ela fosse mais adiante e realizasse uma coisa importante. Só não sabia o quê.

Perguntei a ela se habitualmente deixava que um homem a conduzisse a decisões importantes. "Talvez", analisou-se. Ficava muitas vezes seduzida pelo aspecto brilhante da personalidade dos homens com quem se encontrava. Impressionada, seguia-os no rumo que eles queriam tomar, fosse numa conversa trivial ou na escolha do que fazer, porque achava que assim era mais fácil. Nem sempre o resultado dessa atitude era agradável. Myriam entrava em frias também. Lembrou-se, por exemplo, de que às vezes era levada a um motel, quando teria preferido uma noite de descanso e de conversa. Com uma dose maior de franqueza, admitiu que, no fundo, tinha receio de perder a chance de um namoro. Quase sempre acabava reduzindo a sua necessidade de contato e de troca e satisfazendo a sexualidade de um jeito cru. Sem se dar o tempo necessário para temperos e cozimentos, o que a deixava com enxaqueca, irritada e cansada no dia seguinte.

Com o sonho do Amigo, Myriam iniciou um contato mais claro com o seu próprio homem interior, fortaleceu-se e tranqüilizou-se. Deu-se melhor com os colegas e parceiros depois disso. "Agora é cedo para a cama, mas há tempo para a gente conversar e dançar.

Você aceita?'' Foi sua frase inaugural em um novo relacionamento. Três meses depois, Myriam estava apaixonada. O rapaz tinha dois filhos de um primeiro casamento e nem queria imaginar outra criança. Ela engravidou porque quis. O rapaz afastou-se, ela teve uma linda menina.

BUSCAR SABEDORIA

Comecei a perceber que Myriam estava mais leve e que acompanhava seus clientes com alegria, sem "carregá-los nas costas", como fazia antes. Podia trabalhar, mas também conseguia viver a própria vida, namorar, sair com os amigos, viajar. Começou a ler mais. Interessada em compreender a origem daquelas estranhas imagens que apareciam quando ela relaxava, sozinha ou tratando dos outros, pediu-me sugestões de livros. Recomendei-lhe alguns, mas ela, curiosa como era, quis outros esclarecimentos:

— Lucy, li os quatro volumes de um romance sobre sacerdotisas e cavaleiros da corte do rei Artur. Mas, me diz uma coisa, aquilo foi tudo mesmo verdadeiro ou invenção da autora?

Como Myriam, pensei que haveria muitas outras pessoas querendo saber mais sobre o modo de vida das mulheres que dançavam em honra à Deusa e sobre o estilo de relacionamento com o próprio corpo, comum há muitos séculos. Havia uma sabedoria naquele tipo de contato com o poder criador do ventre que faz falta às mulheres e aos homens atualmente.

2. O ventre da mulher não está livre

SOB CONTROLE

A constatação de que conhecemos mal o corpo humano e sabemos bem pouco sobre a força do ventre faz pensar em como ainda está oprimido o ventre feminino. Seu poder de gerar ainda precisa ser sancionado pela Igreja, pelo Estado, pelo patrão, pelo médico...
Os próprios métodos anticoncepcionais ainda são relativamente pouco eficazes, embora estejamos na era da alta tecnologia em outros campos. Quando a mulher decide evitar filhos, passa o tempo até a menopausa tomando pílulas ou liga as trompas. Esses dois métodos, praticados de maneira automática por muitos casais, ocultam, por vezes, uma violência mutiladora. Os outros métodos existentes (DIU, diafragma, preservativos) não podem ser considerados totalmente tranqüilizadores.
Além disso, *quem* deve decidir o controle da natalidade? A pessoa que vai ser mãe, seu companheiro, os dois em conjunto, o Ministério do Planejamento ou os donos da religião?

ESTATÍSTICAS REVELADORAS

Segundo levantamento da OMS (Organização Mundial de Saúde) divulgado em 1990, há uma estimativa de 40 milhões de abortos realizados por ano, em todo o mundo — 10%, ou quatro milhões, só no Brasil. Calculadas entre a população feminina de 14 a 40 anos de idade, as proporções revelam que uma em cada oito mulheres submete-se ao aborto: são 333.300 por mês, 11.100 por dia, 463 por hora e 7,7 por minuto.

No mesmo ano, a Federação Brasileira de Sociedades de Ginecologia e Obstetrícia anunciou que, dos 13 milhões de brasileiras que engravidam todo ano, cinco milhões têm a gestação interrompida. Também munida de estimativas da OMS e do IBGE (Instituto Brasileiro de Geografia e Estatística), a Federação chegou a calcular que, dos quatro milhões de adolescentes — jovens entre 12 e 19 anos — grávidas por ano, metade recorre ao aborto. E mais: em um ano, cerca de 400 mil brasileiras morrem ou sofrem seqüelas ao se submeterem ao aborto, de infecções à perda da fertilidade.

Os números sobre esterilização feminina não são menos alarmantes. O próprio IBGE, com resultados preliminares da PNDA (Pesquisa Nacional de Amostra por Domicílios), revelou no início de 1991 que o Brasil atingiu um dos mais altos índices do mundo: entre as mulheres em idade fértil (para o IBGE, dos 15 aos 54 anos), seis milhões estão esterilizadas pela ligadura das trompas ou laqueadura.

Se nos anos 60 apenas 1,3% das brasileiras estavam laqueadas, hoje a estimativa é de 16% — nos Estados Unidos esse índice é de 7%. De todos os casos de ligadura de trompas no Brasil, 75% acontecem durante o parto cesáreo, com mulheres que têm freqüentemente dois filhos e idade média de 30 anos.

MAIS MULHERES IDOSAS

A população de mais de 60 anos vai dobrar entre a década de 90 e o ano de 2025. E a maioria será de mulheres. Em geral, elas têm uma expectativa de vida superior à do homem. Por isso, deverá haver um largo contingente de senhorias idosas na sociedade do futuro. O que elas estarão fazendo nas comunidades? Pela primeira vez na história, afirma Peter Laslett, de Cambridge, haverá um número significativo de pessoas idosas sadias. A expectativa de vida na Europa, no Japão e na América do Norte está beirando os 80 anos para o homem e 84 para a mulher. Por razões evidentes, é preciso que se compreenda melhor a psicologia dessas pessoas. No Brasil, a participação dos maiores de 60 anos na população aumentou de 4,1% em 1940 para 7,1% em 1990. A estimativa para 2025 é de que as pessoas da terceira idade somarão 15,1%. Enquanto a percentagem dos idosos cresce, o índice de nascimentos deve diminuir. Espera-se que a população brasileira de 0 a 14 anos passe dos 33,8% atuais para 22,9% no ano 2025. Isso equivale a um decréscimo na taxa de crescimento anual, que levará a um nascimento por mulher. Uma sociedade na qual a participação feminina é tão significativa, quantitativamente, exige uma atenção especial. Essa participação terá também um aumento de qualidade? Como a mulher vai atender às expectativas que sobre ela pesarão?

Esses levantamentos indicam ainda que a principal causa da opção pela laqueadura é a pressão sócio-econômica do momento que atravessamos. Pode-se falar em "escolha", nesse caso? Dificilmente. A grande maioria das mulheres precisa de emprego, e sabe-se de extremos, denunciados pela imprensa, em que só consegue trabalho aquela que tiver ligado as trompas. Estéril para o bem da sobrevivência econômica.

A sociedade de consumo comete, assim, um tipo de castração da jovem operária e ainda manipula regulamentos que forçam o aborto, caso essa mulher queira continuar no sistema. Outras pessoas, em condições sócio-econômicas mais privilegiadas, estão ainda alheias e marginalizadas mentalmente. Sua omissão, porém, contribui para que a violência mutiladora permaneça.

ALÉM DA MENOPAUSA

Ao contrário do que se pensa, a capacidade criadora feminina não se limita aos anos de fertilidade biológica. Tanto a mulher quanto o homem enfrentam os preconceitos de uma mentalidade que não valoriza a maturidade do idoso. Os próprios idosos contribuem para o preconceito quando se mantêm ignorantes dos valores psicológicos próprios da sua idade. E, ainda mais, disfarçam a sua idade e procuram métodos duvidosos para "voltar" à juventude.

Os "anos dourados" não estão na juventude, mas na idade em que pode ser avaliada a jornada de uma vida e alcançada a serenidade interior. Toda a publicidade dos bens de consumo privilegia o consumidor jovem, que parece possuir o direito de gozar a vida. Nossa tradição empresarial privilegia os jovens. As bolsas de estudos têm limites de idade até os 25 e 30 anos. Supõe-se, erradamente, que o vigor físico substitui a experiência. Mas o desempenho natural de um adulto da terceira idade (mais de 60 anos) significa maior capacidade de ponderação e serenidade. Nos quadros empresariais, estas qualidades fazem parte do perfil dos líderes. Não se pode fabricar experiência nos cursos universitários, mas só através da vivência continuada de situações difíceis. Se nem todos os idosos estão sadios, isso pode ser facilmente previsto e prevenido.

Por outro lado, as mulheres, que logo serão maioria no contingente de terceira idade, estão ainda duvidando da sua capacidade criadora. Faltam informação e treinamento, para que se descubra que a força da vida vai além da menopausa. E nos homens, ainda vai mais alto que as respostas do seu membro viril.

GRAVIDEZ NA ADOLESCÊNCIA

O aborto entre as adolescentes é, freqüentemente, decidido pelos pais ou pelo namorado que não quer assumir a paternidade, afirma a ginecologista-obstetra Albertina Takiuti. Após o aborto é comum que os namorados se separem e a mocinha geralmente sofra diversas formas de rejeição familiar e social. Em seu livro *A adolescente está ligeiramente grávida. E agora?*,[1] ela descreve que o nível de fecundidade aumentou na década de 80 no Brasil. O maior crescimento da taxa de nascimento aconteceu com as adolescentes menores de 15 anos. Os dados do registro civil (com omissão da ordem de 35%) acusam uma freqüência anual de aproximadamente cinco mil bebês nascidos vivos, filhos de mães menores de 15 anos. Essas adolescentes passam por uma grave crise pessoal e social, se não recebem orientação.

No entender de Takiuti, de longa experiência como médica no estado de São Paulo, as adolescentes ainda ignoram os fatos mais óbvios da anatomia feminina, e algumas afirmam não terem relacionado a atividade sexual com a possibilidade de engravidar. Isso é chocante para os que pensam que os jovens de hoje "sabem tudo". A realidade é outra, revela a médica da Secretaria da Saúde, porque os adolescentes estão mal informados, desconhecendo os métodos anticoncepcionais disponíveis e a maneira adequada de usá-los.

Outros motivos, de natureza psicológica, também acarretam a gravidez precoce e o aborto. Há casos em que a grande carência afetiva leva a jovem a querer um filho para ter algo de seu, evitando a solidão. A gravidez consentida ainda pode representar um ato agressivo aos pais. Aqui, os namorados talvez queiram, mesmo inconscientemente, mostrar que têm vida sexual, obrigando os pais (e a sociedade) a ver o que não queriam.

Takiuti tem notado que a transição abrupta do papel de filha para o de mãe não é satisfatória no desenvolvimento da mulher. Entre o "querer colo" e "dar o colo" o salto é grande. Requer um esforço psicológico muito difícil para a adolescente.

Os casos de gravidez na adolescência que pude acompanhar me ensinaram a respeitar esse momento na vida daquelas moças, mas *também* mostraram que a sociedade à qual pertencem não tem compaixão. Muita culpa é jogada sobre a jovem mãe, e o namorado também é penalizado intimamente — essa culpa torna-se um obstáculo maior para futuros envolvimentos com a paternidade, se o rapaz não

---
1. Takiuti, Albertina. *A adolescente está ligeiramente grávida. E agora?*. São Paulo, Iglu, 1989.

contribui moral e financeiramente para o filho. Entretanto, os efeitos da gravidez não desejada são mais aparentes nas meninas, tornando-as magoadas e desconfiadas no relacionamento com outros rapazes. Ou, ainda, adotam um comportamento sexual abertamente vulgar e agressivo que, no fundo, revela a queda da sua autoestima como mulher.

COMEDORAS DE PÍLULAS

O ventre da mulher não se apresenta menos reprimido porque ela dispõe das pílulas anticoncepcionais. Ela vive uma ilusão quando pensa que é livre porque se tornou uma consumidora desses comprimidos. No entanto, a suspensão por métodos farmacológicos do seu ciclo ovulatório não é completamente inócua, embora às vezes seja suportável. Liberdade e autonomia para decidir sobre a procriação é uma conquista difícil, e sua procura está presente na vida feminina desde a puberdade.

Doutrinada pelas companheiras, pela propaganda e desejando "ser livre", a adolescente tende a tomar hormônios para não engravidar e também para emagrecer, sem pensar que o seu uso indiscriminado realiza uma verdadeira desordem bioquímica interna. E só conheceremos a extensão dos efeitos do uso não autorizado das pílulas daqui a algumas gerações. A insegurança e a falta de conhecimento podem apresentar efeitos devastadores.

Cada sociedade, em determinado tempo e espaço, concebe as leis sociais e religiosas para proteger-se dos tabus construídos pela sua própria ignorância e atraso. Assim ocorria na China, quando as mulheres mutilavam os pés das próprias filhas para deixá-las mais atraentes, segundo padrões que sobreviveram até a revolução comunista de 1949.[2] E ainda, quando as matronas das aldeias na África extirpam o clitóris das meninas.[3] Estes grupos fazem-no por crueldade? Não. Estão, isto sim, presos a um código de valores sociais rígidos, literalmente castrador.[4]

---

2. Comentei a deformação dos pés femininos na China, em *Corpo sofrido e mal amado* (São Paulo, Summus, 1989), como uma agressão feita às meninas pelas próprias mães, desejosas de torná-las sexualmente mais atraentes. Em troca de poder sedutor, ganhavam deformações na base de sustentação corporal, acompanhadas de insegurança geral da personalidade, instabilidade e fraqueza de caráter, porque os pés simbolizam a alma humana.
3. Benoist, A., "Ces femmes que l'on torture", *Jeune Afrique*, n? 950, pp. 54-56, 1979.
4. A circuncisão feminina ainda está sendo praticada na África e não se restringe às populações carentes e incultas. Jack White, jornalista americano, relata na *Time International* que a família de um médico africano diplomado pela Universidade de Londres mandou a filha para ser circuncidada por motivos religiosos. Escolheu, porém, um bom hospital do Quênia, em lugar dos canivetes e facas usados nos tempos de sua mãe (In "Africa-American Eyes", *Time*, 7.9.1992, pp. 32-33).

O CONTROLE BRANCO

Homens e mulheres vestidos de branco, em clínicas e hospitais raramente bem equipados ou improvisadas maternidades espalhadas pelo nosso país, são os últimos feitores do ventre. Assumem o poder sobre a vez e a hora do parto, entrando no vazio que a ignorante submissão coletiva abriu. Esses profissionais exorbitam da sua prerrogativa e tomam as rédeas da natureza: determinam o dia e a hora de nascimento dos bebês, marcando — de preferência — cesarianas. Não confiam nos ciclos na vida, que manifestariam sua força natural na mãe, caso fosse permitido. Antes controlam do que colaboram. Regulam tudo pelos critérios mais utilitários, como dia de folga ou plantão do obstetra, feriados, hora de consultório, preço pago pelas instituições assistenciais para cesáreas e partos normais, etc. Tratam o nascimento e a morte de maneira desrespeitosa.

Conversando com alguns obstetras mais conscientes, aprendi que eles também são pressionados pelas próprias pacientes para fazerem cesáreas em vez do parto normal. Primeiro, porque elas não aprenderam a confiar na natureza e estão com medo. Segundo, porque querem controlar o parto, como se fosse mais uma atividade de sua vida (cabeleireira, esteticista, depilação). As mulheres que apresentam esta última atitude geralmente são as de nível sócio-econômico e cultural mais elevado. As que precisam trabalhar e querem parar de ter filhos escolhem a cesárea e pedem a ligadura de trompas.

Tive uma auxiliar doméstica, pessoa de ótimo gênio, uma mulata grande, com 36 anos e seis filhos. Ficou grávida do sétimo e avisou o marido que "ia cortar para acabar de vez com a produção". Não pôde. Ele bateu o pé e não deixou. Falou com os médicos e prometeu matar quem tocasse na mulher dele. E ela voltou para casa com medo de "embarrigar" de novo, sem saber mais como evitar a gravidez, com raiva e oprimida. O medo dele era que a mulher, já "fechada", pudesse transar à vontade com outros, sem ele nunca saber.

O ventre da mulher não está livre. E é ainda muito difícil lidar com as pressões econômicas e moralistas sobre a força geradora do sexo. Por isso há pessoas que se esterilizam ou abortam repetidamente; não dispõem de meio melhor para lidar com o impulso instintivo e emocional e integrar a força do ventre no todo da personalidade.

Como seria bom podermos decidir se e quando vamos ter um filho, seguindo as disposições internas! É realmente difícil avaliar o ponto de equilíbrio entre pressões externas e internas. Diversos países do Primeiro Mundo estão estimulando os nascimentos porque há desproporção entre velhos e crianças, tendendo ao decréscimo da sua população brevemente.

Em sentido inverso, os casais que arriscam um segundo filho na República Socialista da China são punidos com pesados impostos que aumentam a cada nova desobediência estatal. Na Índia superpopulosa, mulheres são esterilizadas sem nenhuma higiene porque não há alimentos nem emprego para os jovens. Lá ainda se pratica o infanticídio das meninas, em vilarejos infelizes e miseráveis. Crianças são indesejáveis na África negra, onde populações inteiras morrem de desnutrição, na Somália e na Etiópia, entre outros.

Os filhos da procriação irresponsável perambulam, assaltam e se degradam nas ruas das capitais brasileiras.

Será preciso *mais* para alertar mentes e corações de que o ventre é um centro de consciência que precisa ser desenvolvido? Não massacrado, nem rejeitado, ou falsamente liberado pelo uso automatizado das pílulas ou outros métodos artificiais de intervenção unilateralmente projetados, que não consideram o ser humano integral.

A força do ventre feminino, especialmente, partilha do poder criador do universo. Esta noção terá de ser mais estudada e aplicada nos objetivos da educação, nos grupos políticos, nas pesquisas científicas até alcançarmos um patamar superior que equilibre os direitos do indivíduo com as condições coletivas, sem prejuízo dos sentimentos e valores existenciais humanos.

NOVO PADRÃO PARA O CONTROLE DE NATALIDADE

O controle da natalidade deve ser resolvido em bases novas, para que os relacionamentos encontrem a paz construtiva. Técnicas seguras de contracepção têm de ser pesquisadas, e o investimento nesse campo pode ser motivo de verdadeiro orgulho para a raça humana.

Já temos provado suficientemente o fel da destruição. Também já chega do amargor dos desamores e da inveja entre homens e mulheres. Bem que poderíamos nos imunizar contra os vícios do passado. Os caminhos para isso estão sendo soprados ao pé do ouvido das pessoas, vêm através dos sonhos e também surgem nas experiências de vida, como ocorreu com Myriam.

Um novo patamar de conhecimentos, que pode levar a outros meios de controle da natalidade, inclui, por força, a psicologia do inconsciente, o contato com os símbolos e emoções humanas. Deve utilizar, provavelmente, os exercícios da moderna concepção cinesiológica do corpo, que considera cada órgão parte de uma totalidade, não mecanicamente justapostos, como fez a ginástica tradicional. E além disso pode incluir a milenar experiência das danças sagradas, que preparavam o corpo, as emoções e o espírito feminino para criar junto com a divindade.

Algumas gerações passarão até que esteja pronto esse produto novo. É preciso tempo para aparar todas as arestas que afastam campos tão diferentes de conhecimento. E, mais ainda, não parece ter sido completada uma tarefa importante: desenvolver o contato subjetivo com os sinais corporais, chegando, verdadeiramente, a HABITAR EM SI.

Sem medo nem restrições de ordem moral ou religiosa, menos ainda política ou ideológica, vamos ter de reencarnar. Em outras palavras, precisamos compreender o próprio corpo e não devastá-lo com maus-tratos. A violência com o próprio corpo tem acompanhado a violência com o planeta. Esse paralelo merece a consideração de todo aquele que é pai, mãe ou educador, ou que atua nos meios de comunicação pública.

Quando as pessoas elaborarem para si um novo padrão de relacionamento baseado no autoconhecimento e respeito, certamente não haverá mais razão para disputas de posses e propriedades. Pode nascer uma gestão integrada de forças vivas, dentro da pessoa e nos seus relacionamentos. A luta de poder entre a mente controladora, juíza crítica, e os afetos tende a acabar. Todas as vozes que existem dentro da pessoa podem falar. E serem ouvidas. Essa atitude vai desenhar uma nova espécie de democracia interior. E servir de base mais sólida para uma igualdade social. Para atingir essa condição, porém, é preciso desmanchar determinados condicionamentos obsoletos.

MATER DOLOROSA: ESCRAVA OU RAINHA DO LAR

Na psicologia feminina costuma aparecer uma tendência que freqüentemente leva a comportamentos desagradáveis. Trata-se do condicionamento cultural e religioso da *Mater Dolorosa*. Tornou-se marcante a imagem da mãe piedosa e sofredora, com o filho ensangüentado no colo. Isso nada tem a ver com a verdadeira maternidade espiritualizada da Mãe de Jesus.

A *Mater* sofredora é uma imagem inadequada que expressa as emoções do plexo solar com um tipo de sentimentalismo duvidoso e adocicado. A deturpação possivelmente aconteceu durante a Idade Média, época em que as funções maternais foram exaltadas no seu aspecto inferior, isto é, de sofrimento interminável. Sobre a mesma idéia, houve porém criações artísticas elevadas, como a *Pietà*, de Michelangelo, que inspira compaixão e ternura.

Embora as dores físicas e morais estejam presentes na experiência da maternidade, não correspondem à totalidade dessa condição feminina. Aquilo que pode ser chamado de esforço pelo ato de gerar e cuidar das crianças é inevitável à vida humana. Todos os que estão

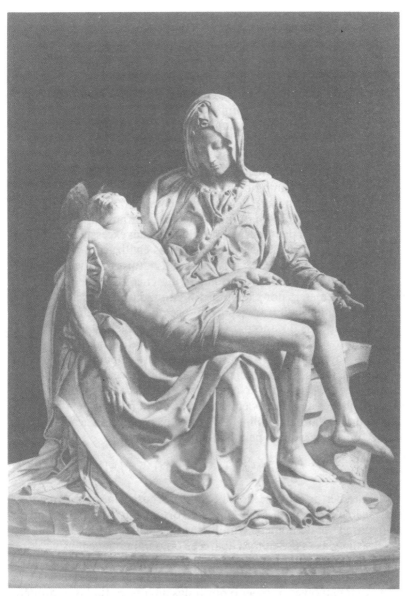

Pietà

Em "Pietà", Michelângelo revela tragicamente a dor que no Cristo se fixa no abandono da morte, enquanto a Mãe observa resignada, interpreta o historiador de arte Adriano Colângelo (*Mil Anos de Arte*, Cultrix, 1984).

dedicados ao serviço de saúde ou de educação compartilham das preocupações e dos sofrimentos que o cuidado com o outro acarreta. Em medicina, enfermagem, psicologia, no ensino, nas creches e em outros campos afins, o relacionamento com os mais carentes pede abnegação e renúncia pessoal.

Quando a mulher absorve a imagem da *Mater Dolorosa*, embora conquiste o estado de "rainha" do lar, mostra no rosto a "escrava". O serviço maternal ou domiciliar não pode mais prestar-se como obstáculo para que a mulher liberte as suas energias e apresente a sua outra face. Em contraposição ao rosto obscuro, sempre queixoso e doentio, infelizmente familiar a nós todos, é imprescindível criar outro rosto feminino: luminoso e alegre.

Como chegar a isso? Pelo contato com a própria força da vida.

Desde a Idade Média o papel de mãe de família acentua o aspecto sentimental da maternidade. Porém, sem excessivas cores sentimentais, essa força aparece no início das civilizações associada às deusas da fertilidade e do amor, ligada à natureza. Diversos aspectos do caráter materno e doador da vida encontram-se nas antigas religiões. Deméter, por exemplo, foi cultuada pelos gregos como a protetora da agricultura, recebendo oferendas dos melhores cereais em certas épocas do ano para propiciar as colheitas. Era assim na Grécia antiga, núcleo do pensamento ocidental. Imitados na filosofia, não porém no espírito basicamente voltado para a união entre o mundo terreno (profano, humano) e o mundo celeste (sagrado, dos deuses), os gregos são muito citados mas pouco compreendidos. Onde os agricultores de hoje podem encontrar outra imagem feminina protetora das terras e das colheitas? Quem os protege da geada e da seca? A quem agradecer pela boa safra?

ÓRFÃOS DA GRANDE MÃE

Para certos grupos, Nossa Senhora Aparecida, ou outra personificação de Maria, a Mãe, ainda é forte o bastante para motivar o inconsciente de homens e mulheres que trabalham na agricultura do Brasil. Mas essa Senhora aparece como uma imagem às vezes relacionada ao consumo, induzindo um culto beato e desvitalizado, afastada da sua função primordial. Alimentar o amor à terra e aos seus frutos, desenvolver o respeito por todas as coisas criadas: o arquétipo da Grande Mãe manifesta assim o seu raio de luz interior em todas as religiões e cultos, quando não estão desvitalizados pela atitude profana e consumidora.

Órfãos da Grande Mãe, muitos continuam buscando uma imagem feminina que verdadeiramente acolha as pesadas cargas humanas, porém que não as despeje de volta com queixumes, cara triste e acabada, lamentando: "Dei a minha vida pelos filhos. Vejam como fiquei velha e doente!".

Quando parece ter sido devorada pelos filhos, a mulher na verdade já os devorou antes. O aspecto desse dinamismo psicológico consiste primeiramente em apegar-se aos filhos como sua posse, único motivo e razão da vida. Essas mães são "castradoras", no sentido freudiano do termo, ou "devoradoras", na expressão junguiana. Com a atitude de posse, impedem o desenvolvimento psicológico e espiritual dos filhos, que permanecem infantilizados. Devorar, aqui, significa consumir pessoas, a si e aos outros, como se fossem objetos materiais, sem o respeito pelas individualidades, sem metas elevadas para a própria vida, apenas aproveitando e tirando partido de tudo. Falta consciência...

A atitude de consumismo é desvitalizadora, mata lenta e inexoravelmente as mesmas fontes que antes nutriam a própria sobrevivência. Vê-se, então, como os dias atuais predispõem as mulheres a seguirem os valores do pólo negativo da função maternal. Fracas, sem referências sagradas que as protejam e dêem sentido à feminilidade, custam a valorizar-se como seres atuantes, independentes. Poucas se interessam, mas algumas costumam mostrar a face queixosa e cobradora de privilégios familiares. Outras conseguem sair parcialmente do lar, participando como *patronesses* de festas, bazares, quermesses, etc. — um estágio preliminar para adiantar-se no mundo social, fora do útero familiar.

MULHER À VINAGRETE

As freiras são "mães". E a Igreja as denomina "madres" ou "irmãs". Ainda hoje, muitas professoras das escolas maternais de primeiro grau são "tias". Qual o sentido desse conjunto de experiências das meninas com as mães, naturais ou substitutas?

Boa parte do comportamento feminino brasileiro deve-se aos grandes conventos, transformados em colégios religiosos, dirigidos por congregações vindas da Europa. As senhoras que estudaram nessas escolas apresentavam freqüentemente certo desequilíbrio interior. Às vezes se voltaram contra os ensinamentos religiosos tradicionais ou ficaram magoadas, também descrentes da própria feminilidade porque negaram os instintos durante muito tempo. O treinamento psico-religioso geralmente propunha a repressão das emoções, como se fossem coisa do diabo.

O valor emocional de suas vidas permaneceu infantilizado, seguindo o modelo da mulher religiosa medieval. Fora disso, o mundo

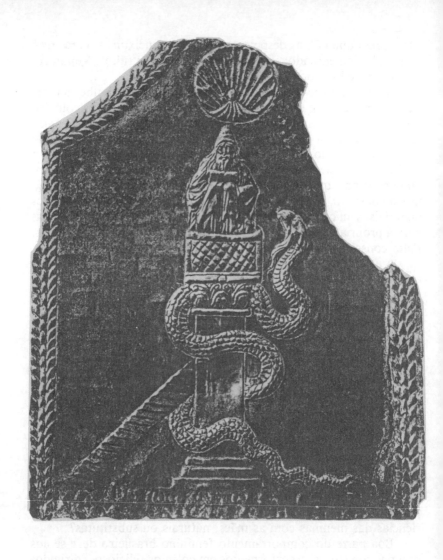

PLACA DE SÃO SIMÃO

Representação do sincretismo religioso ainda existente nos primeiros anos do cristianismo, esta placa de ouro, originária da Síria (séc. VI), mostra São Simão meditando sobre uma coluna, ao longo da qual se enrosca uma grande serpente que chega a aproximar-se do santo. Extraordinário também é a concha sobre sua cabeça. Compare-se com a concha associada a Vênus, símbolo da receptividade feminina e da *anima* masculina.

era estranho, povoado de fantasmas ameaçadores, sem a compaixão que elas reservam para os membros da casa e os amigos escolhidos.

Faltava a alegria, em primeiro lugar. Muitas mulheres — mães e esposas cultivadas à vinagrete nas missas e nos internatos católicos — ficaram azedas demais. Revoltadas, confusas, amargaram o sabor de mulher. Não desenvolveram o prazer, desencontradas do próprio corpo, pois incorporaram uma imagem feminina de santidade desencarnada. A formação religiosa convencional, passava justamente a imagem de ser sem corpo. Com cabeça, sim: mulheres calculistas, metódicas, críticas. Algumas vezes com coração, também. Mas o peito feminino que bate sem sal nem sabor, sem alegria, não chega a distribuir o verdadeiro amor. Pode ser assim, digamos, piedoso. Mas é insosso, também.

A adesão das filhas da alta sociedade brasileira aos colégios dirigidos pelas religiosas européias teve, porém, um outro lado construtivo. Foi nesse ensino elitista e misturado com moralismo que as ex-sinhazinhas absorveram os primeiros livros mais sérios. Desenvolveram o pensamento e treinaram a autodisciplina, contribuições pertinentes ao dinamismo masculino na psicologia da mulher. Foram, então, sendo retiradas do estado semiletrado em que, adormecidas, aguardavam seus príncipes, e puderam começar a pensar em ganhar seu caminho profissionalmente, interessando-se por assuntos antes masculinos. O modelo religioso europeu contrastava com o jeito de corpo e com o temperamento mais solto dos africanos escravizados. Também os nossos nativos, que conheciam a força exuberante, cheirosa e colorida dessa terra foram inferiorizados frente ao padrão clássico estrangeiro. Apesar disso, os comportamentos dos índios e dos escravos, sua cozinha, rituais, danças e costumes ficaram na alma do povo brasileiro. Misturaram-se aos hábitos dos portugueses e espanhóis em muitas regiões depois que o preconceito foi vencido.

Não completamente vencido. É uma árdua jornada tentar aceitar e assimilar o erotismo e a sensualidade que foram "demoníacos". Mas esse esforço, mulheres como Myriam estão realizando constantemente. Elas almejam a verdadeira alegria, estar bem consigo mesmas, unidas com as fontes da vida.

As prostitutas eram chamadas *"mulheres da vida"*. As mulheres de hoje são senhoras, tradicionalmente opuseram-se às "outras". Ora, *da vida* não deveriam ser todas as pessoas?

3. O jeito de corpo da muher

CONTRIBUIÇÕES DE UMA ANCESTRAL: AL. 288-1 OU LUCY

O fator modelador fundamental na organização anatômica e fisiológica da mulher foi determinado pelo crescimento do volume do cérebro humano. Essa foi a conclusão do médico e historiador espanhol Pedro Laín Entralgo, sintetizando o desenvolvimento científico do assunto. Em seu livro *El Cuerpo Humano — Teoria Actual*,[1] ele afirma que entre os últimos três e quatro milhões de anos o volume cerebral desenvolveu-se de tal maneira que a pelve feminina teve de passar por sucessivos reajustamentos e adaptações para conseguir gestar o feto e dar-lhe passagem no parto.

Assim, aquilo que é natural ao corpo feminino relaciona-se, essencialmente, com a organização fisiopsíquica que lhe permite gerar, gestar, parir filhos e cuidar deles. Em termos coletivos, a função procriadora mantém o corpo da mulher organizado em torno desse eixo funcional, o qual se resume à capacidade criadora biológica do corpo. Mesmo que uma mulher jamais tenha filhos nem se interesse por tê-los, ainda assim — pelo menos no atual estágio evolutivo — a sua anatomia, fisiologia e psicologia estão profundamente associadas com essa força geradora, independentemente da sua vontade.

Quando eu pesquisava os movimentos do corpo na mulher e o seu desempenho nos esportes, um amigo me trouxe um número da

---

1. Entralgo, Pedro Laín. *El Cuerpo Humano — Teoria Actual*. Madri, Espase-Calpe, 1989.

A EVOLUÇÃO DO CÉREBRO

O longo processo evolutivo que modificou o volume e a dinâmica do cérebro dos australopitecos até o homem moderno tem causas gerais e específicas. Segundo o médico e historiador espanhol Pedro Laín Entralgo, da Universidade de Madri, as causas gerais são: 1. a disposição genética para produzir mudanças de estrutura corporal; 2. pressões intensas e duradouras do meio ambiente; 3. a seleção natural, que faz com que só os mais aptos sobrevivam. Já as causas específicas decorreram da migração da selva para os campos de vegetação rasteira e árvores baixas, aproximadamente há quatro milhões de anos. Os australopitecos tiveram de criar um novo estilo de vida para sobreviver nas savanas. Em vez de se alimentar predominantemente de legumes e raízes, folhas e frutas, passaram a comer carne. Com isso, desenvolveram a caça aos animais e fabricaram instrumentos e armas. Os dentes e a mandíbula adaptaram-se às novas necessidades de mastigação. Aprenderam a andar de maneira mais firme por longos períodos. Desenvolveram a velocidade e a visão a distância. Houve um acelerado incremento no exercício das funções prênsil, agressiva e tátil das mãos. Por outro lado, as necessidades de uma coordenação motora eficaz cresceram com a utilização dos instrumentos de pedra e metal.

revista *Scientific American*, em que um artigo analisava o jeito de andar e de parir de uma fêmea australopiteca, que viveu há três milhões de anos.[2] O esqueleto, encontrado na Etiópia em 1974 por Donald Johanson, estava parcialmente preservado. Mostrava a bacia pélvica intacta, o que permitia uma abordagem revolucionária de como teria sido a movimentação e a gestação naquela época.

Tague e Lovejoy,[3] os autores desse trabalho, chamavam aquele monte de ossos de AL. 288-1, ou mais informalmente, Lucy. Ela parece ter sobrevivido nas difíceis condições ambientais do Paleolítico Inferior. Naquele período, o clima da Terra sofreu grandes alterações, com extensos degelos. Formaram-se os lagos, os cursos de rios e as grandes florestas tropicais.

---

2. Lovejoy, Owen. "Evolution of Human Walking", *Scientific American*. Nov. 1988, pp. 82-89.
3. Tague, Robert G. e Lovejoy, Owen. "The Obstetric Pelvis of AL. 288-1 (Lucy)", *Journal of Human Evolution*. N° 15, pp. 237-255, 1986.

DESDE A IDADE DA PEDRA

O Paleolítico (Velha Idade da Pedra) começou quando o *Homo Erectus* criou os primeiros artefatos, há cerca de 3 milhões de anos atrás. Foi a primeira e mais longa época da história humana e acabou quando o clima do planeta mudou radicalmente cerca de 15.000 anos antes da era cristã. O Neolítico (Nova Idade da Pedra) representa a evolução do *Homo Sapiens* moderno, sobrevivendo em grupos de hábitos sedentários, com agricultura de subsistência, domesticação de animais e comércio.

As primeiras imagens que reproduzem animais e humanos datam da passagem entre essas duas épocas, e tem aproximadamente 25 mil anos.

A arqueomitóloga Marisa Gimbutas (*The Language of the Goddess*, 1991) aponta que a continuidade dos símbolos desde o Paleolítico é surpreendente. As crenças dos povos agricultores relativas à fertilidade e esterilidade, fragilidade da vida, ameaça constante de destruição e periódica regeneração dos processos naturais perduraram nas formas de arte em culturas distantes no tempo e no espaço.

A crença na Deusa é constante e seu tema principal é o mistério do nascimento e da morte, do ser humano e do cosmos. Seu sistema simbólico representa o dinamismo vital pelas vulvas, seios, sementes e brotos, labirintos viscerais, meandros de rios, chifres, crescentes lunares e serpentes enroladas.

Lucy era o primeiro exemplar de uma nova espécie (*afarensis*) no gênero australopiteco. Com aproximadamente 1,20 metro de altura, os *A. afarensis* marcavam uma diferença importante em relação aos outros primatas: a cabeça do bebê continuava a crescer após o nascimento.

PARIR OU ANDAR

Os estudos mostram que há cerca de três milhões de anos houve uma espécie antropóide com aparente vantagem na capacidade de andar e correr. Essas *A. afarensis*, porém, enfrentaram sérias dificuldades para se reproduzirem. Segundo as últimas análises, essas fêmeas andaram melhor e mais rápido do que as mulheres de hoje, mas tiveram problemas com o parto, porque a forma de sua bacia pélvica diferia parcialmente da que temos agora.

Tague e Lovejoy descrevem as dimensões da pelve encontrada na Etiópia, comparando-a com as proporções da mulher atual. A bacia tinha um formato achatado (platipelóide), que é raro atualmente. Isso fazia com que o nascimento seguisse uma orientação transversal e a cabeça do bebê girasse lateralmente para descer pelo canal do parto. Hoje, as mulheres de pelve achatada apresentam complicações obstetrícias e com freqüência precisam fazer o parto cesariano. A maioria, porém, apresenta o canal do parto com formato arredondado.

Mas se a morfologia da pelve tem correlação com as funções que ela tem de realizar, qual a vantagem da pelve achatada? Lovejoy argumenta que foi a evolução do andar ereto que causou a adaptação da pelve observada em AL. 288-1. Para ficar em pé e andar bem, Lucy perdeu o canal do parto largo que caracterizou as espécies

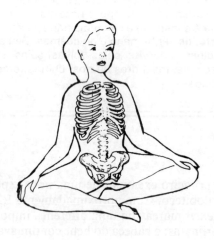

anteriores. A aquisição da postura ereta trouxe novas exigências para a maioria dos grupos musculares das pernas — que por seu turno requereram mudanças na estrutura dos músculos ou na sua posição, e conseqüentemente no desenho na pelve.

Assim, em relação aos quadrúpedes e antropóides anteriores, o jeito de ficar em pé e de se locomover era uma novidade. Lucy teve os músculos que tracionam as pernas e os quadris posicionados de tal maneira que podia correr, subir nas árvores e... parir. Mas,

BACIA FEMININA

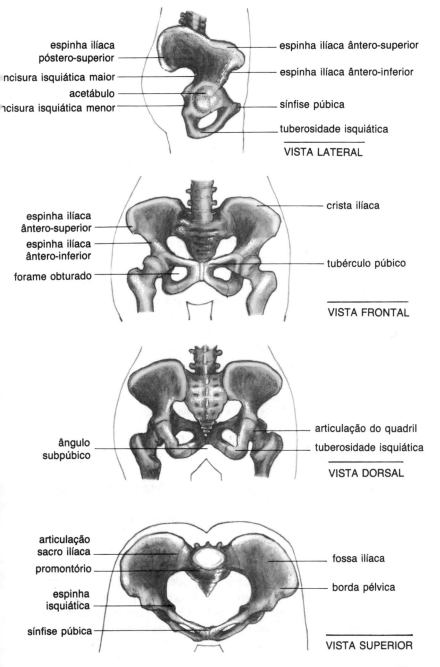

nesta última função, feminina, levava desvantagem em relação às suas antepassadas, as grandes macacas, porque podia perder mais filhotes no parto. Em compensação, resistia melhor às longas caminhadas naquele ambiente tórrido da África, onde viveu com sua tribo — talvez melhor do que uma atleta moderna.

SELEÇÃO NATURAL

Então, o que aconteceu para que as pernas e os quadris femininos fossem perdendo aquelas vantagens biomecânicas que existiam há três milhões de anos? A fêmea estudada era capaz de correr, subir em árvores e caminhar muitos quilômetros sem grande esforço; seu corpo era forte e talhado para as longas caminhadas. A postura ereta não a cansava e seu cérebro estava liberado da horizontalidade dos quadrúpedes. Ela via "mais além", as mãos se libertavam para criar utensílios de barro, cozinhar, plantar e aninhar os filhos. Mas foi precisamente no gestar, parir a prole e depois cuidar dela que começou a não "dar mais certo", com toda aquela movimentação sobre as duas pernas apenas.

Pensa-se hoje que as fêmeas dos mamíferos antropóides, os grandes macacos que viveram e andavam sobre os quatro pés, pariam mais fácil do que as contemporâneas de AL. 288-1. O canal de parto dessas grandes macacas era tão largo que seus filhotes podiam passar sem traumas, exigindo o mínimo esforço das mães. No entanto, quando as fêmeas adquiriram a postura ereta, seus ossos e articulações mudaram, facilitando os movimentos de andar e correr. A bacia tornou-se mais plana e estreita, e o canal do parto, conseqüentemente, limitado. Os bebês de Lucy passavam pelo canal com certa dificuldade também porque os crânios estavam ficando maiores. Deve ter havido muitas perdas de filhotes e de mães. Tantas que a natureza se esmerou em modificar e aperfeiçoar os quadris da — agora podemos chamá-la assim — mulher.

A necessidade de dar passagem a um feto com volume encefálico maior foi alterando as condições de segurança no parto. Para se ter uma idéia, a massa encefálica dos australopitecos que alcançaram a postura ereta era, aproximadamente, dois terços da do homem moderno (Entralgo). Ou seja, o cérebro humano preparou-se durante três milhões de anos para alcançar o tamanho atual e, naturalmente, o potencial que tem hoje. E nem se pode considerar que esteja acabado esse processo evolutivo. Nem o cérebro parece ter alcançado seu ponto final de crescimento nem a pelve humana (em particular a pelve feminina) finalizou o seu processo de transformação adaptativa, como afirma Lovejoy.

EVOLUÇÃO DA BACIA E PARTO

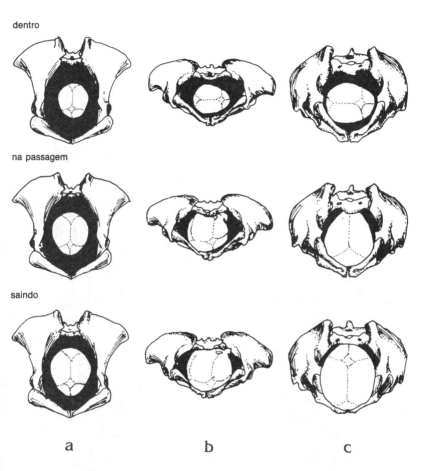

Comparação entre o mecanismo do parto: a) dos primatas; b) de AL. 288-1 e; c) da mulher atual. O formato da pelve dos primatas dava passagem ao feto com facilidade. A bacia de AL. 288-1 (australopiteca) era menos adequada ao parto por ser achatada, com canal mais estreito do que o da mulher atual. O feto precisa girar a cabeça para sair da bacia materna que temos agora. Por isso, quanto mais redondo for o canal do parto, menos traumática será a passagem, para a criança e para a mãe (adaptado de Tague e Lovejoy).

A própria seleção natural encarregou-se de separar as fêmeas que nasciam com quadris mais largos, dando-lhes maior número de filhos sadios, e de filhas, que continuavam a parir nas novas condi-

Transformação na Pelve e nas Pernas

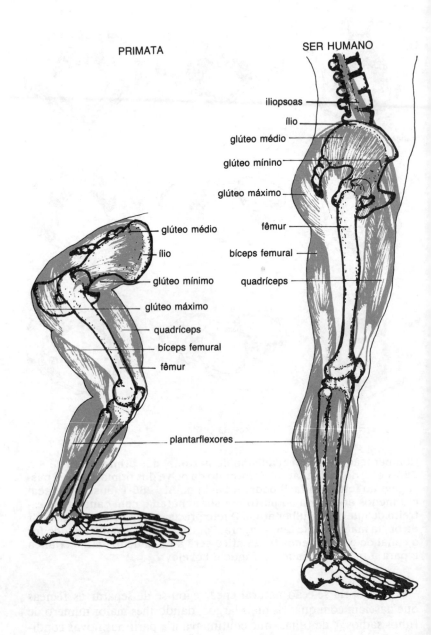

Variação Entre Bacia Feminina e Masculina

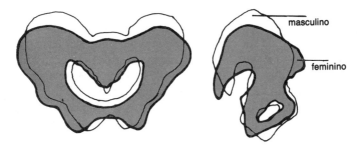

De acordo com as anotações do professor Raul Briquet, em *Obstetrícia normal* (1945), a bacia feminina distingue-se da masculina porque é mais larga e menos profunda. O ângulo subpúbico é maior. O promontório, menos saliente. A sínfise, menos alta. As espinhas isquiáticas, mais distanciadas (10 cm em geral, e nunca menos de 9 cm). As espinhas ilíacas ântero-superiores, mais afastadas, e os ossos mais finos, com inflexão mais graciosa.

Relaxamento da Sínfise Púbica no Ser Humano

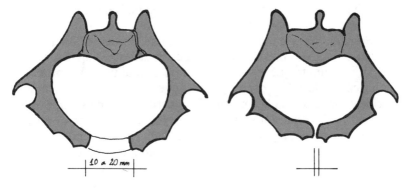

Entre as modificações gerais do organismo materno na gravidez destacam-se as das articulações pélvicas ao experimentarem o fenômeno da "imbibição" gravídica, decorrente da ação dos hormônios. Estes induzem o relaxamento das articulações e o espessamento das membranas sinoviais. A sínfise púbica começa a sofrer essas mudanças no 1º trimestre da gravidez e só volta às condições pré-gravídicas de 3 a 5 meses após o parto. A abertura da sínfise atinge de 10 a 20 mm na maioria das mulheres e, com isso, o diâmetro e a flexibilidade aumentam, facilitando a passagem do corpo do bebê durante o parto.

Essa "imbibição" é extensa, em algumas mulheres atinge também as articulações dos joelhos e tornozelos, explicando assim as quedas freqüentes durante a gravidez.

ções. Atualmente, as mulheres têm a pelve mais longa do que há três milhões de anos, e o canal do parto tornou-se mais arredondado.[4] Essas mudanças na estrutura anatômica da mulher determinaram a redução da sua capacidade de tração muscular nas pernas. Quer dizer, pode-se gestar e parir com mais eficiência e menor risco de vida para o filho e a mãe. Por outro lado, perdeu-se a agilidade mecânica que parece ter sido comum nos tempos de Lucy. Ainda assim, essas fêmeas tiveram condições de desenvolvimento no duríssimo trabalho de campo e de maternagem, fizeram milagres domesticando plantas e animais. E sobreviveram.

Já a comparação dos esqueletos de homens primitivos e modernos não mostrou diferenças tão pronunciadas. Neles, os músculos abdutores ainda mantêm as principais condições que facilitam os movimentos de andar e de correr. Com instrumentos de pedra e de metal, o homem aumentou sua capacidade ofensiva e pôde caçar com maior eficiência os grandes animais daquele tempo. A habilidade para caminhar e correr por longas distâncias constituiu importante fator seletivo. Ainda hoje, entre as poucas populações humanas que permanecem caçadoras, o método mais comum de alcançar a presa consiste em perseguir o animal por dois, três ou mais dias. É preciso resistência e muito fôlego.

Será que Lucy dançava? Talvez pulasse, batesse os pés no chão ou algo assim. Mas não vem de sua época o estilo de movimento gracioso e insinuante que se tornou comum às mulheres das primeiras civilizações. No início das organizações sociais mais rudimentares, a prole pôde ser cuidada e protegida. As tribos prosperaram e os hábitos culturais tornaram-se mais complexos, exigindo maior esforço consciente para a adaptação. Mas parece que, ao criarem hábitos de vida muito sedentários, as mulheres perdem a condição fisiológica ideal para gerar e parir tranquilamente.

O DELICADO COMPROMISSO DA MULHER URBANA

As condições da vida civilizada prejudicam o parto e a realização sexual, afirmam dois médicos brasileiros. Em 1945, o ginecologista Raul Briquet observou que condições sócio-econômicas desfavoráveis produzem uma carência de movimentos e de exposição à luz solar na infância, prejudicial à formação dos ossos.[5]

---
4. Briquet, Raul. *Obstetrícia Normal*, 2ª ed., São Paulo, Renascença, 1945.
5. Briquet, Raul. *Op. cit.*

Briquet estudou as mulheres brasileiras e comparou com pesquisas semelhantes feitas na China, Índia, Inglaterra e África, concluindo que os fatores que influenciam o desenvolvimento ósseo são tão importantes quanto o elemento racial para o desempenho da pelve. Quando uma menina permanece muitas horas sentada e longe do sol tenderá a ficar com os ossos pélvicos mais frágeis. Estes hábitos sociais ocasionam deficiências vitamínicas, aumentadas pela nutrição insuficiente e incompleta. Por isso, algumas classes desfavorecidas, que ainda vivem nas favelas urbanas ou nos cortiços, tendem a formar pessoas com uma organização fisiopsíquica comprometida. Isso é mais lamentável ainda em nosso país, onde a presença solar acompanha quase todos os meses do ano e poderia ser bem aproveitada, até nas escolas públicas, com aulas ao ar livre.

Um outro aspecto da vida civilizada — o comodismo, a tendência ao conforto — foi abordado pelo obstetra paranaense Moysés Paciornyk. Após vários estudos, ele publicou em 1977 as suas observações sobre diferenças no parto e na sexualidade em dois tipos de mulheres: as índias e as citadinas.[6] Tanto na realização sexual quanto na facilidade do parto, as civilizadas perdem para as índias das reservas do Sul do Brasil e do Paraguai.

Paciornyk responsabiliza os hábitos sedentários das mulheres citadinas pelo mau resultado. Não se refere à agitação comum às mulheres que trabalham fora e em casa. Talvez este fator seja até mais um agravante a piorar as funções femininas. O obstetra focaliza particularmente os hábitos amplamente difundidos nas cidades: usar cadeiras, dormir em camas e não exercitar suficientemente os músculos das pernas e da pelve. Esse conforto não está de acordo com a formação natural dos ossos, dos músculos e sua articulações, que precisam de movimento para se fortalecerem.

O hábito de sentar-se por longos períodos tem atrofiado a musculatura envolvida no parto e na relação sexual. "As condições prejudiciais para a saúde e bem-estar sexual aumentam com as modernas poltronas, cada vez mais macias e ajustadas para dispensar qualquer esforço para sentar e levantar" — aponta Paciornyk. Em conseqüência do comodismo, as pernas ficam enfraquecidas, os joelhos perdem flexibilidade e os músculos do assoalho pélvico perdem a força necessária à sustentação das vísceras. Bexiga, útero e reto sendo mal sustentados e mal irrigados de sangue, por causa da pobre movimentação do corpo, mostram os problemas comuns nas mulheres citadinas e praticamente ausentes nas indígenas: hérnias, ventre pêndulo, eventração, constipação intestinal, inflamações e hemorróidas.

---

6. Paciornyk, Moysés. *Parto de cócoras — Aprenda a nascer com os índios*, São Paulo, Brasiliense, 1979.

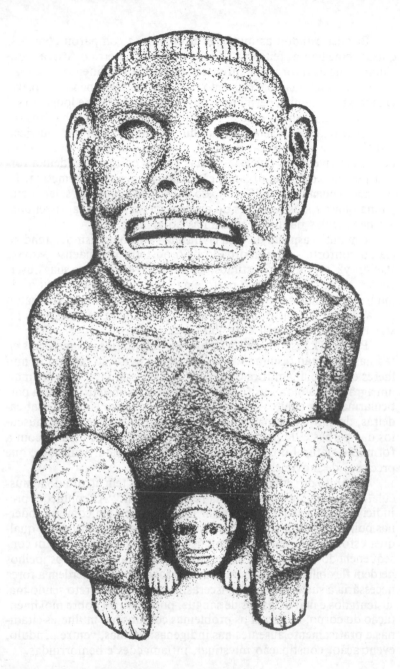

A deusa asteca Tlazolteotl durante o parto. Ela foi cultuada na América, antes da chegada de Cristóvão Colombo.

As mulheres do campo e as indígenas estudadas permanecem acocoradas horas, cozendo, conversando, lavando, plantando e... repousando. Nessa posição, toda a musculatura corporal trabalha. As pernas ficam protegidas da formação de varizes e de celulite; os órgãos internos da pelve recebem mais sangue. "Os ovários, melhor irrigados, têm melhor funcionamento, produção hormonal mais equilibrada, menstruação mais regular com benefícios na fecundação, gestação e parto", afirma Moysés.

As índias das reservas apresentaram menos abortos, menos partos prematuros, menopausa mais suave (prescindindo, geralmente, de medicação complementar) e maior prolongamento das funções sexuais do que as mulheres urbanas.

A satisfação sexual da mulher e do seu parceiro depende parcialmente do estado dos músculos vaginais. Usando aparelhos especiais para aferir a força da contração vaginal, a pesquisa mostra que as mulheres urbanas não alcançam a metade da força muscular das indígenas. À ordem de contrair a vagina, as moradoras da cidade chegavam a 20 ou 30 pontos. Raramente o ponteiro do vaginômetro atingia 60, enquanto as índias sistematicamente passavam dos 60 pontos, indo com freqüência a 100.

Para educar o corpo das mulheres, o dr. Paciornyk propõe exercícios, como agachar-se freqüentemente, alongar a coluna e outros descritos em *Parto de cócoras — Aprenda a nascer com os índios*. Mulheres mais saudáveis poderão dar à luz de cócoras, posição utilizada por tribos brasileiras, mais natural ao corpo e ao contato da mãe com seu filho.

Mas, se não vivemos nas florestas nem na lavoura, como é que vamos compensar as desvantagens urbanas?

Longe dos grandes centros talvez seja mais fácil exercitar-se ao ar livre, tomar sol, andar quilômetros. Mas na cidade há pelo menos algumas praças e também parques onde se pode formar um grupo e fazer ginástica, ou simplesmente caminhar. Mesmo durante o serviço doméstico, agachando, carregando os filhos, lavando, é possível aproveitar e esticar, contrair, alongar.

A mulher urbana tem um delicado compromisso com ela mesma, precisa compensar com exercícios bem consistentes o seu tipo de trabalho profissional. Também a permanência em cadeiras pode ser equilibrada com outras posturas e exercícios. As gerências de recursos humanos e os departamentos médicos das empresas deverão promover cursos para ensinar tais exercícios, que devem corresponder às necessidades do tipo de solicitação muscular, emocional e mental de seus empregados.

É importante, também, que a mulher citadina reencontre a naturalidade perdida com os ritmos do corpo: sono, alimentação, menstruação. O corpo feminino oferece oportunidade de contato com os ciclos vitais do tempo, mas eles não regulam a rotina profissional nas empresas nem na sociedade em geral. Algo dessa sintonia fina com as estações do ano, com os ciclos lunares e outros sinais do meio ambiente natural pode ser aprendido lidando com as plantas e os animais. Cuidar de uma horta, pequenos jardins e animais tem sido um recurso para integrar-se na biosfera circundante, familiar a um crescente número de moradoras urbanas.

DOMÍNIO DA PELVE

A dificuldade em acomodar na mesma pelve as funções sexual e materna com a velocidade e a destreza das pernas é um dos pontos críticos para o equacionamento da saúde feminina. A questão não é apenas engravidar, mas manter o feto e parir naturalmente. Isso para aquelas que querem e podem ser mães. Por outro lado, há um grande contingente de mulheres urbanas que não querem ter filhos ou acham que não devem tê-los no momento.

O controle eficiente e seguro dos nascimentos ainda permanece um desafio à nossa inteligência. Verdadeira liberdade e autonomia para ambos os sexos chegarão quando certos pontos críticos forem reavaliados nos costumes e na falsa moralidade. Nas aulas de educação física, por exemplo, não se aprendem exercícios para a pelve, muito menos para a saúde dos órgãos genitais. Os primeiros contatos sexuais são ainda, para a maioria dos adolescentes, as primeiras oportunidades para iniciar o domínio do movimento das pernas, do ventre, no ato de fazer amor. É por isso que tantas adolescentes engravidam e preferem abortar: estavam ainda se exercitando, não era "pra valer".

Domínio não é o mesmo que repressão. Reprimir é negar, não conhecer por não querer nem saber o que existe. É deixar de lado algo de que não se gosta. Ou de que não se pode gostar, porque outros disseram que não se pode gostar disso.

Domínio está relacionado com conhecimento. Preciso aceitar, brincar, descobrir como funciona (apesar do medo), pensar sobre a coisa. Aí sim, posso dominar, porque conheço — funciona assim em todos os campos do conhecimento humano. E com o corpo, ainda mais. No que diz respeito à pelve feminina, temos sido quase sempre totalmente ignorantes e reprimidos há milhares de anos, pela própria dificuldade de lidar com a força criativa do sexo.

O PRECONCEITO

Na busca para se libertar dos conhecimentos que oprimem sua força criativa, gerações de mulheres estão procurando modelos de atividades físicas — mas nem todos se adaptam ao corpo feminino. O centro da questão é saber o que é um *corpo feminino* e quais as suas peculiaridades.

Afinal, a mulher tem ou não tem uma movimentação corporal peculiar? Não se trata de pensar em superior *versus* inferior. Nem de pior ou melhor. Podemos ir além desses preconceitos quando se trata a organização através da ciência do movimento: a cinesiologia.

O estudo das características do movimento humano vem mostrando que há várias diferenças importantes no estilo de andar, correr, dançar e jogar de mulheres e homens. Essas diferenças podem passar despercebidas quando há treinamento intensivo. Dá até para imitar o outro sexo, mas não além de certos limites. Porém, ainda hoje, temos preconceitos sobre aquilo que seriam "as condições femininas". Sempre suspeitamos que as diferenças entre os sexos vão desfavorecer a mulher, seja mental ou fisicamente.

Em nosso estágio sociocultural, a tendência para pensar em categorias de superior ou inferior é muito forte ainda, porque estamos impregnados e poluídos mentalmente com a idéia unilateral do homem como modelo para tudo. No entanto, os princípios biológico e psicológico que estimularam a formação do corpo feminino nos últimos milênios não teriam o objetivo de criar um ser inferior. Nas escalas vegetal e animal, a natureza apresenta diferenciações que não implicam hierarquias e abuso de poder de um ser sobre o outro.

PROPRIEDADES DA CINESIOLOGIA FEMININA

Hoje as mulheres competem em quase todas as modalidades de esportes olímpicos, mas em apenas duas delas se dá destaque às condições típicas da cinesiologia feminina: o nado sincronizado (antigo balé aquático) e a ginástica rítmica. As demais modalidades nasceram com vistas ao desempenho masculino e foram adaptadas para mulheres. Ou, ainda, organizaram-se fora de uma visão objetiva das características cinesiológicas e psicológicas, até porque essas ciências ainda não estavam desenvolvidas.

No nado sincronizado e na ginástica rítmica, a mulher tem oportunidade de utilizar melhor os recursos que são próprios da sua organização fisiopsíquica. A facilidade de flutuação, por exemplo, provém do teor de lipídios no coxim adiposo, local de estocagem dos hormônios femininos, que proporciona também a textura macia da pele e o formato arredondado do corpo. A leveza dos movimentos esperada nesses e em outros desempenhos femininos origina-se da relação peso-altura, associada à menor densidade de alguns ossos e ao menor desenvolvimento da massa muscular, peculiares à mulher.

Quando se adapta às exigências do futebol, por exemplo, a mulher precisa esforçar-se, porque são requeridos muita força nas pernas e grande domínio do espaço, habilidades em que o corpo masculino apresenta nítida vantagem. No homem, a inserção do fêmur e o formato da bacia contribuem para aumentar sua mobilidade, dando facilidade para deslocamentos retilíneos e angulares e para passadas mais largas, requisitos básicos desse esporte. A mulher tende a fazer com as pernas movimentos curvilíneos, abrindo ângulos menores no espaço, deslocando-se em ritmo mais lento que o homem.

Outro fator típico da cinesiologia feminina é o ângulo de carga dos membros superiores. O braço e o antebraço são mais curtos na mulher e o seu ângulo de carga é maior do que o masculino. Esse ângulo é formado entre a parte inferior e a superior do braço, quando o membro pende livre do ombro, palmas das mãos para a frente.

Geralmente, a mulher tende a apresentar um ângulo de carga maior que o do homem, porque o desenvolvimento da cartilagem epicondilar do úmero retifica o braço masculino, dando-lhe uma posição de repouso mais próxima do tórax. A mulher mostra um leve arqueamento dos braços, o qual traz espontaneamente as mãos para o colo. Essas condições talvez sejam a causa biomecânica do fato de as atletas tenderem a arremessar os objetos de modo que eles percorram uma trajetória levemente curvilínea.

O sentido de equilíbrio no espaço é um dos pontos altos na organização psicomotora da mulher. Assim, as diferenças nas proporções relativas dos ombros, do tórax, dos quadris e das coxas produzem efeitos sobre o centro de gravidade, tornando-o mais baixo na mulher. Isso coopera bastante para a realização dos movimentos de dança e ginástica olímpica. Nesta última, a modalidade de barra de equilíbrio só é disputada por mulheres. Também nas acrobacias das contorcionistas orientais, assim como na dança do ventre, observa-se o pleno desenvolvimento das condições de flexibilidade, leveza e sensualidade do corpo feminino.

É possível que determinadas formas de atividades circenses tenham ficado fechadas à mulher por preconceito. Não vemos habitualmente ótimas trapezistas, por exemplo, porque as moças não são treinadas para isso, e o mesmo pode estar ocorrendo em outras modalidades de atuação física. Por isso, a abertura de novas oportunidades de realização depende da consciência que a mulher possa ter de suas posturas características, sua facilidade no equilíbrio, tendências psicoculturais e de percepção intuitiva muito pouco aplicadas nas atividades esportivas — que foram elaboradas ao estilo do organismo e da psicologia do padrão masculino.

YIN E YANG

Os preconceitos por parte de homens e mulheres impedem a superação das dificuldades e alimentam atitudes contrárias ao fluxo do prazer e da beleza nos esportes. Um ponto central nessa questão é o conceito de que a personalidade é uma entidade estática, atrelada a uma visão estreita de masculino e feminino.

Cada pessoa, entretanto, está em mudança e transformação contínuas, e não se podem fixar regras rígidas de comportamento, mas aceitar que sua natureza interior, tal como acontece na biosfera, se manifeste em ciclos. Na filosofia chinesa, a principal característica do ser em harmonia consigo mesmo e com o meio ambiente é o movimento constante. Os limites da mudança decorrem da estrutura cíclica ordenada entre dois pólos: yin e yang.

Sustentando o Universo, segundo esse pensamento chinês, tudo o que existe é uma combinação desses dois princípios, em proporções variadas. Nada é totalmente yin ou yang. O equilíbrio nasce da proporção adequada de um e de outro, necessária para realizar ou experimentar as múltiplas formas da atuação humana.

Recentemente, os termos yin e yang tornaram-se muito populares no Ocidente. Às vezes costuma-se associar yin à passividade e à mulher, e yang à atividade e ao homem. Na verdade, ambas as polaridades subentendem uma constante atividade, mas de categorias diversas. De acordo com a acepção chinesa de alternância dos ciclos, cada mulher pode ter fases mais yin ou mais yang, embora o alcance da sua atividade nessas fases esteja estruturado em consonância com o seu pólo predominante (yin). O mesmo ocorreria com cada homem que se permitisse viver em sintonia com seu ritmo interno.

O físico austríaco Fritjof Capra,[7] ao reunir conceitos da filosofia oriental à física quântica, distinguiu a atividade receptiva, consolidadora, cooperativa (yin) e a atividade agressiva, expansiva e competitiva (yang). A ação yin tem consciência do meio ambiente, a ação yang está consciente do eu. E acrescenta: "Em terminologia moderna, poderíamos chamar à ação yin *eco-ação* e à ação yang *ego-ação*" (grifo nosso).

Tratando-se de *dois tipos de atuação*, e nunca de passividade/ati-

---

7. Capra, Fritjof. *O ponto de mutação*. São Paulo, Círculo do Livro, 1990 (ed. orig. americana 1982).

vidade, os termos yin e yang podem ser aplicados a duas formas de consciência. Na polaridade yin a pessoa desenvolve o conhecimento intuitivo e na yang, o conhecimento racional. Acostumados ao superdesenvolvimento do pólo racional da psique, desconfiamos do processo intuitivo de percepção. Privilegiamos também a competitividade, a ponto de criar (na cultura, na ciência, no mercado de trabalho) condições baseadas em provas e corridas contra obstáculos sempre mais difíceis, o que afeta a saúde global de todos os indivíduos, dos agrupamentos sociais e até do planeta.

Segundo o estudo de medicina sob a perspectiva chinesa feito por Manfred Parket[8] em *The Theoretical Foundations of Chinese Medicine*, o que é bom não é ser yin ou yang, mas achar a combinação dinâmica entre ambos. Para yin: terra, lua, noite, inverno, umidade, frescor, interior; para yang: céu, sol, dia, verão, secura, calidez, superfície. Se alcançar o processo de livre escolha dessas categorias, uma pessoa pode, para cada hora do dia, tomar a atitude adequada ao tipo de tarefa proposta, sem desgaste. Esta seria a chave para obter saúde e longevidade, pela medicina chinesa.

Capra avisa que nossa sociedade tem sistematicamente preferido o yang ao yin: "O conhecimento racional prevalece sobre a sabedoria intuitiva, a ciência sobre a religião, a competição sobre a cooperação, a exploração de recursos naturais sobre a conservação".

TREINADOR INTERIOR

Mesmo quando uma jovem atleta está consciente da diferença sexual de desempenho, o modelo masculino ainda é o "ponto ideal", exigindo confrontação. O fato de os recordes masculinos serem mais elevados provoca efeitos psicológicos importantes. O homem salta mais longe, corre mais rápido, arremessa a maiores distâncias, tem mais força muscular. As desportistas sabem disso. E necessariamente vão ter de lidar com a figura interna do treinador: ele está falando e exigindo, dentro delas próprias, que corram, joguem e chutem cada vez com mais perfeição.

A figura interna que Jung[9] chamou de *animus*, ou homem interior da mulher, corresponde àquela porção de energia yang que existe na dinâmica feminina. Quando essa porção interna assume o controle de outras funções psicológicas, a mulher torna-se obcecada pe-

---
8. Ver Fritjof Capra. *Op. cit.*, p. 32 e segs.
9. Uma boa descrição dos conceitos de *anima* e *animus* pelo próprio Jung lê-se em *Aion*, vol. IX/2 das Obras Completas, Petrópolis, Vozes, 1986; e em *O homem e seus símbolos* — ver "O Processo de Individuação", cap. de M. L. von Franz.

lo perfeccionismo, deixa de agir de maneira equilibrada, torna-se uma "domadora de saias", alguém que, sem deixar de ser fisicamente feminina, aparece aos outros mais como um "homenzinho", de atitudes autoritárias e muito exigente.[10]

Por outro lado, quando a mulher pratica esportes constantemente, tem uma excelente oportunidade de aprender a trabalhar em equipe, valorizando o grupo e a proporção que compete a cada integrante para chegar à vitória. A exigência de autodisciplina também faz superar a preguiça e a fraqueza tão a gosto dos padrões falsamente femininos, ainda encontrados nas mais variadas camadas sociais. Isso porque aprendem a superar o medo da dor e do confronto físico, processo que as torna mitológicas Amazonas: mulheres guerreiras com coragem e autônomas em relação ao domínio dos homens.

O treinamento físico tende a desenvolver a força do ego, tornando a personalidade autoconfiante e ativa. Estimula a expressão da energia agressiva, desenvolvendo a capacidade de competir. Como muitas modalidades são coletivas, a mulher que for educada nos esportes torna-se mais apta para colaborar em equipe e talvez participar na disputa por objetivos comuns (e não só individuais) fora das quadras, nos empreendimentos sociais e culturais.

ANDROGINIZAÇÃO DA MULHER

Nem todas as desportistas estão aptas a viver os valores mais nobres da atividade física, como, por exemplo, quando ignoram os perigos do excesso de treinamento e/ou recorrem ao *doping* para aumentar sua capacidade. O uso indiscriminado de hormônios traz para a mulher o aumento dos caracteres sexuais masculinos secundários. Além do maior desenvolvimento da musculatura, estimula o funcionamento das glândulas sebáceas e sudoríparas, ocasionando também mudanças na pele, tornando-a mais áspera e com mais pêlos.

O aumento desproporcional dos músculos peitorais torna os seios diminutos e as respectivas glândulas parcialmente atrofiadas. As pernas também adquirem maior volume muscular, mas perdem a maciez e a conformação arredondada. Outro aspecto que ressalta na aparência dessas jovens é o maior volume das veias superficiais, que ficam visíveis sob a pele como cordões grossos.

---

10. Uma sábia apreciação das condições femininas apresenta-se no livro da esposa de Jung, Emma Jung, recentemente publicado no Brasil, São Paulo, Cultrix, 1991 (ed. orig., suíça 1967). Também interessante e ainda atual, *The Way of All Women*, da veterana M. Esther Harding, Nova York, Harper Colophon Books, 1975.

Os sinais de androginização da jovem que usa o *doping* estão presentes também no desequilíbrio do eixo hipófise-ovários, freqüentemente ocasionando a supressão do ciclo menstrual (amenorréia). Mesmo depois de suspenso, os efeitos do *doping* podem ainda provocar um longo período de desregulação no ciclo menstrual, com o aparecimento de dores. Como conseqüências negativas, além daquelas de natureza psicológica, há dificuldade para engravidar e para amamentar.

DOPING

O *doping* hormonal é um recurso artificial, atualmente sob intensa vigilância, que tem sido adotado por certos esportistas nas modalidades que exigem força muscular. Normalmente, o homem ou a mulher não precisariam do *doping* para produzir resultados satisfatórios. Mas a ambição e o desejo de superar os próprios limites a qualquer custo levam jovens competidores a procurar o auxílio perigoso dos anabolizantes. Estes hormônios constituem um importante auxiliar na reconstituição da força muscular de pessoas doentes ou convalescentes, mas também podem ser utilizados em condições de saúde normal para aumentar a capacidade contrátil dos músculos, gerando melhor desempenho em corridas, arremessos, levantamento de peso, etc. Estudos sobre a ação dos anabolizantes têm sido cuidadosamente desenvolvidos na área médica. Ainda conhecemos bem pouco sobre as correlações psicofisiológicas decorrentes do uso do *doping* hormonal por jovens atletas masculinos, mas a tendência para aumentar o uso dos anabolizantes é comum a todos os países e inclui ambos os sexos.

A dieta alimentar é outro fator de androginização, tão importante quanto a ingestão de anabolizantes. O limite aceitável para a perda de peso entre mulheres desportistas e em bailarinas profissionais varia de 16% a 18%. Além desses níveis, elas tendem a ter disfunções cuja gravidade é variável. Steve Levenkron,[11] médico americano autor de *Treatment and Overcome of Anorexia Nervosa*, expõe a urgente necessidade de combater o modelo cultural associado à magreza, que estimula as jovens ao emagrecimento excessivo. Ele explica que a perda acentuada do peso corpóreo leva a distúrbios do

---

11. Levenkron, Steve. *Treatment and Overcome of Anorexia Nervosa*. Nova York, Charles Scribner's Sons, 1982.

ciclo menstrual e até sua suspensão, à inadequação no relacionamento afetivo-sexual, ocorrendo freqüentemente a perda parcial da sensibilidade erótica e mesmo a frigidez.

Sem as complicações da anorexia, a queda excessiva do peso é uma situação reversível e se normaliza quando o peso volta a subir. São dificuldades relacionadas com a ação da gordura como potenciador hormonal e também com o fato de o estrogênio ser estocado no panículo adiposo subcutâneo. Quando a mulher perde peso demais, esse panículo adiposo se reduz de modo incompatível com a função que teria no delicado equilíbrio neuro-hormonal.[12]

A motivação das atletas, desportistas e bailarinas para perder peso está associada, em geral, ao modelo do corpo feminino delgado e leve, necessário para alcançar maior velocidade e precisão técnica. Efetivamente, o coxim adiposo que caracteriza o corpo feminino saudável e bem desenvolvido atua como resistência à força de tração dos músculos e aumenta a ação do princípio de inércia. As dietas para a redução do peso são acompanhadas de exercícios para obter maior força muscular e, freqüentemente, contam com a ingestão de anabolizantes, com isso completando o quadro de medidas artificiais que transformam o corpo em autêntico robô.

OLIMPÍADAS SEM DEUSES

Por todo o quadro acima descrito, a verdade é que as jovens que se dedicam ao atletismo e aos esportes merecem maior atenção e deveriam receber mais apoio e estudo do que críticas. Elas enfrentam os limites da condição feminina de hoje numa fronteira bastante delicada: o próprio organismo e sua capacidade de movimentação.

As futuras educadoras do físico e as atletas também são moças que estão absorvendo e incorporando atitudes psicológicas e movimentos que já foram proibidos às nossas avós e mães. É preciso dar tempo para que elaborem os frutos dessas experiências, tanto individual quanto coletivamente, mudando a imagem de fragilidade anteriormente associada ao corpo feminino. Mas é importante evitar atitudes derivadas da posição yang extremada, esclarecendo-se sobre o modo yin de ocupar espaço e movimentar-se, assim como de escolher objetivos próprios, adaptados às organizações física e psicológica do sexo feminino.

As Olimpíadas deixaram de representar um ato sagrado, onde se louvava a plasticidade do corpo humano, para se tornarem armas

---

12. Frisch, Rose. "Fatness and Fertility", in *Scientific American*. mar., 1988, pp. 70-77.

de prestígio e poder político. Na antiga Grécia, onde as Olimpíadas tiveram início, os jovens atletas representavam seus deuses. Era, portanto, um ritual à beleza, à ética e à vida. Os deuses vinham à terra e emprestavam suas qualidades aos competidores. Sem respeitar suficientemente o lado espiritual da vida, os atletas agora permitem que seus corpos fiquem robotizados e quimicamente alterados. Pode-se argumentar que isso tudo corresponde a um sacrifício. Mas que deuses pediriam o desequilíbrio da juventude? Certamente não os do amor, da compaixão, da beleza, da justiça.

Longe do Olimpo, no nosso dia-a-dia, as ginásticas que estão na moda passam em geral superficialmente pelas diferenças cinesiológicas da mulher — e nem tratam da pelve em sua intimidade. Alguém deve questionar: a jovem garota procura o esporte, o balé, a ginástica localizada, mas não mexe com a área genital. Não sente nenhuma falta? Depois gradua-se em medicina, fisioterapia, psicologia ou ciências da computação, por exemplo, sem receber do sistema oficial de educação treinamento algum em expressão sexual ou filhos. Não é educada no sabor dos contatos sexuais, não é preparada para criar laços amorosos com os filhos, o companheiro, os colegas...

Antes das antigas Olimpíadas gregas já havia outros métodos de treinamento das funções físicas e emocionais femininas. Focalizavam os músculos usados na função locomotora, na maternidade e proporcionavam a consciência da relação amorosa. Mas isso foi possível nos tempos em que a Grande Mãe era cultuada na natureza, no corpo feminino, na força sagrada do sexo.

PERÍODOS GLACIAIS

Durante os últimos dois milhões de anos, tem havido uma série de períodos glaciais alternando-se com degelos. Nos períodos glaciais, o gelo cobre partes da superfície terrestre, alterando as regiões de terra firme e formando passagens que facilitam as migrações. Assim, uma teoria comum é a de que as Américas receberam imigrantes do Velho Mundo (Europa, Ásia e África), que abriram o seu caminho por terra durante a última glaciação, há 12 mil anos. Vivemos agora uma época de degelo, mas não se pode afirmar quando vai terminar, nem se haverá maior degelo ainda, provocado pelo progressivo aquecimento da atmosfera.

4. O ventre como centro de consciência

ONDE FICA O VENTRE

Com as duas mãos sobre o umbigo, tente aquietar-se. Feche os olhos. Respire normalmente e escute os sinais internos do ventre. Fique assim enquanto quiser, depois abra os olhos. Poucas áreas do corpo humano têm capacidade de emitir sons. O ventre tem, ele fala. Seus ruídos são espontâneos, porém, são uma linguagem quase desconhecida para nós. Região onde nasce uma infinidade de sensações, diariamente, o ventre é mal compreendido e, talvez por isso, maltratado.

Hábito marcante é esconder o ventre, abafá-lo, apertá-lo... Em geral, tem-se vergonha dele. Aliás, nós o chamamos de barriga. As pessoas costumam queixar-se de "ventre estufado", de prisão de ventre. Não me lembro de ter ouvido alguém dizer que ele está gostoso, bonito. Grande, sim! Particularmente o ventre grávido, que também pode ser elogiado pelo pai da criança. Fonte de tantas experiências, berço primeiro da vida, zona erógena, afinal de contas, o que é o ventre?

O ventre corresponde ao meio do corpo humano. Tem a forma ovóide e é um grande vazio entre as costelas e as pernas, preenchido por tubos que se movimentam em ondas, e por glândulas.

Toda a cavidade abdominal pode ser chamada ventre, segundo o *Novo Dicionário Aurélio*: "Nesta parte do corpo, situada entre o tórax e a bacia, estão contidos os principais órgãos dos aparelhos digestivo, excretor e reprodutor". Anatomicamente, a palavra "ventral" refere-se à frente do corpo, e "dorsal" à parte das costas. A *Enciclopédia Delta Larousse* toma o ventre como sinônimo de região que contém os intestinos, embora aceite o significado popular, o qual se aplica a todo o sistema digestivo abdominal, sobretudo ao estômago.

Para o nosso propósito, tomaremos uma conceituação ampla, considerando o ventre um conjunto integrado, que compreende três partes: superior, média e inferior. A parte superior, ou epigástrio, situa-se entre o diafragma e os pares de costelas flutuantes. A parte média, ou mesogástrio, se estende dessas costelas até as cristas ilíacas. O baixo ventre, ou hipogástrio, abrange toda a bacia.

O limite superior do ventre é uma estrutura muscular ímpar, assimétrica, o diafragma. Estende-se, como uma abóbada, da parte ventral até as vértebras dorsais, como um teto para o abdome. O limite inferior é um conjunto de músculos esqueléticos que funciona como um verdadeiro assoalho da pelve. Esses músculos sustentam as vísceras, ligando também as coxas. O diafragma foi considerado, desde os gregos, um músculo essencial para a respiração. Hoje se sabe que o seu funcionamento, comparável à ação de uma bomba, assegura também o pleno exercício dos aparelhos circulatório e digestivo.

PARTE SUPERIOR: O DIAFRAGMA

O diafragma cobre o estômago, o fígado, a vesícula biliar, o baço, o pâncreas, e serve de apoio para o músculo cardíaco. Esses órgãos são massageados pelo músculo por meio dos movimentos da respiração.

Tais movimentos do diafragma resultam da interação dinâmica entre as suas duas partes (tendinosa e muscular) cujo comando é, ao mesmo tempo, automático e voluntário. É praticamente o único músculo esquelético do corpo que continua trabalhando quando estamos em repouso. Enquanto houver respiração, o diafragma trabalha. Ou melhor, se esse importante motor da abóbada superior do ventre parar, não somos capazes de inspirar oxigênio suficiente para permanecermos vivos. Philip E. Souchard,[1] fisioterapeuta francês contemporâneo, criador do método de Reeducação Postural Global (R.P.G.) e autor de *O diafragma* e *A respiração*, afirma que o diafragma assegura um papel essencial à sobrevivência nos planos respiratório, circulatório e digestivo, especialmente "quando o seu funcionamento for automático, portanto inconsciente".

É interessante o papel do diafragma: divisor do tronco, motor da respiração, uma espécie de canal para os conteúdos (físicos e emo-

---

1. Souchard, Philippe Emmanuel. *A respiração*. São Paulo, Summus, 1989 (ed. original 1987); *O diafragma*. São Paulo, Summus, (ed. original 1980).

REGIÕES DO VENTRE

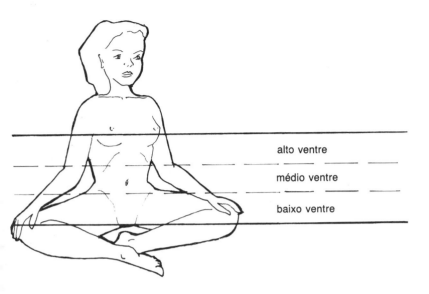

LIMITES DO VENTRE

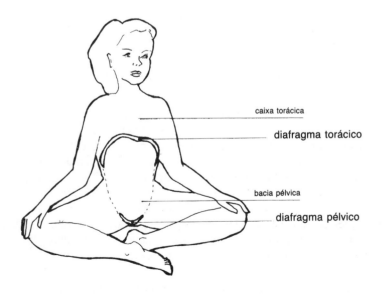

cionais) que transitam entre as metades inferior e superior do corpo. Dele para baixo, há uma área corporal mais densa, onde metabolizamos os alimentos sólidos e os líquidos — matéria pesada que preenche as vísceras abdominais. Acima dele, porém, o tórax é preenchido pelo ar, elemento mais leve e sutil, que os povos antigos já associavam com o mundo espiritual.

SABEDORIA POPULAR

É interessante notar como a região do ventre (e seus significados) está imbutida em diversas expressões da cultura popular. Seu alcance é profundo e significativo, justamente porque brotaram com a naturalidade da língua corrente. É comum, por exemplo, notar alguém que "só vê o próprio umbigo", todos sabem como é duro "cortar o cordão umbilical" ao longo da vida, e, em algumas cidades do Nordeste, muita gente enfrenta suas dificuldades "dando uma umbigada". Além das flexões da palavra barriga (barriguinha, barrigão, barrigudo, barrigudinho), no jargão jornalístico, é fácil "comer barriga", falhar na informação. Enquanto uns podem às vezes "tirar a barriga da miséria" ou "chorar de barriga cheia", outros desfilam "com o rei na barriga". Uma jovem pode "pegar barriga", depois "estourar o pote" (imagem que nos remete ao simbolismo do vaso) e, se der à luz em Santa Catarina, será mãe de mais um "barriga-verde". Podemos ver umbigo na laranja-da-baía, barriga na perna ou numa costura malfeita. Muito além dos cintos de segurança e de castidade, sentimo-nos protegidos por um "cinturão verde" na cidade e, claro, sensibilizados pela graça de uma cintura fina, cintura de pilão.

Seguindo as imagens contidas na palavra *diafragma*, o psiquiatra paulista José Angelo Gaiarsa[2] aponta que ela é composta de *divisão* (*dia*, em grego) e *espírito* (*frem*), mas essas imagens sofreram mudanças na língua latina, passando a significar *freio*. O diafragma freia o quê? Seriam os instintos, associados tradicionalmente ao ventre e ao mundo material? Em seu livro *Respiração e angústia*, Gaiarsa pergunta: "Será o espírito que freia os instintos, como querem todos, ou será a respiração?". E acrescenta: "*Pne* significa (em grego) o que respira, o que sopra, o vento. Daí vêm pneumonia, pneumático, dispnéia e, possivelmente, pulmão. Para nós, pneumático lembra imediatamente automóvel. Mas para os gregos havia o *homem pneumático*, oposto

---
2. Gaiarsa, José Angelo. *Respiração e angústia*. São Paulo, Informática, 1971. Do mesmo autor e sobre esse tema, ver também *Vozes da consciência*, São Paulo, Ágora, 1991.

ao *homem sárquico*. Este era o homem da carne, aquele o do espírito. Como se vê, os gregos estavam filosoficamente bem orientados, mas não sabiam fisiologia. *Também o homem da carne vive do espírito, isto é, respira"* (grifos nossos).

Essas imagens, psicologicamente relacionadas com o ventre, já delineiam as projeções simbólicas e os valores dos conteúdos material, carnal e sexual que estão associados ao ventre. A propósito, *sarco* significa "carne". Daí, ainda no Egito, *sarcófago* (que quer dizer "o comedor de carne") era o nome do caixão.

As influências culturais, religiosas e educacionais que disciplinam e até reprimem a função do ventre atuam ainda hoje. Freqüentemente, as pessoas deixam de apresentar o movimento natural do diafragma porque adquiriram hábitos posturais desequilibrados desde a infância. Desse modo, a suave massagem que os músculos naturalmente fariam no fígado, estômago, baço e intestinos encontra-se reduzida e ineficiente. Algumas das conseqüências dessa perda são as dores constantes nas costas e no abdome.

A recuperação é possível com a utilização de métodos de consciência corporal, tratando de forma integrada o tônus, a respiração, o equilíbrio e as respostas emocionais. A ponte entre o físico e o psíquico, bem representada pela atuação do diafragma no epigástrio, merece toda atenção dos educadores, como afirma a médica alemã L. Ehrenfried,[3] que propôs a renovação dos métodos de ginástica nas escolas francesas nos anos 40. Quando escreveu *Da educação do corpo ao equilíbrio do espírito* denunciou que "existem mesmo professores de educação física, em escolas públicas, que defendem que o ventre deve se contrair quando inspiramos e relaxar quando expiramos! Se as crianças aprenderem tal lição, certamente estarão destruindo a saúde".

Vejamos uma síntese do papel do setor superior do ventre feita pela dra. Ehrenfried: "O diafragma, ao contrair-se, aplana-se levemente e provoca uma entrada de ar na base do pulmão. Ao mesmo tempo, exerce uma leve pressão sobre os órgãos que recobre — fígado, estômago, baço e intestinos — e efetua uma massagem suave e permanente sobre o conteúdo do ventre. Ao relaxar, recupera a sua forma anterior — mais ou menos a de um prato fundo de boca para baixo —, ajudando assim o pulmão a esvaziar a sua base. A cada inspiração o ventre aumenta ligeiramente sob a pressão do diafragma, retornando à sua posição inicial na expiração. Podemos observar essa ondulação respiratória da barriga em todos os quadrúpedes

---

3. Ehrenfried, L. *Da educação do corpo ao equilíbrio do espírito*. São Paulo, Summus, 1991 (ed. orig. francesa 1990).

em repouso, em todas as crianças saudáveis e na maioria dos adultos. Mas existem desafortunados que *aprenderam* a contrair este movimento natural".

PARTE MEDIANA: A "BARRIGUINHA"

Essa é a área popularmente chamada "barriga", pois tende a dobrar-se sobre a virilha quando pende, pesada pelo excesso de gordura. Examinada, apalpada, ora puxada para dentro na urgência de uma pose, ora prosaicamente largada, a barriga merece muita atenção. Muita, mesmo: é uma área crítica na imagem corporal de homens e mulheres acima dos 30 anos.

Ocupando um dos primeiros lugares na lista das áreas corporais mais visadas para correção estética, a "barriguinha" dá dores de cabeça também aos cirurgiões plásticos. Dois especialistas argentinos, Juarez Avelar e Ernesto Malber, resumindo as condições latino-americanas em *História, Ciência y Arte en Cirurgia Plástica* (1990), constataram que as mulheres são pacientes mais freqüentes para a cirurgia plástica abdominal do que os homens. Lembram ainda que "é importante fazer-se um minucioso exame psicológico pré-cirúrgico para saber se a paciente está divorciada, há quanto tempo, e quantos filhos tem. A maioria tem muitos problemas psicológicos. Embora o seu corpo tenha se transformado, elas guardam a imagem anterior e, logicamente, têm grande expectativa de voltar ao que eram através da cirurgia". A imagem idealizada é, freqüentemente, impossível de ser alcançada, por isso traz um agravamento dos conflitos emocionais da mulher quando ocorre uma insatisfação posterior à correção plástica.

UMBIGO

A expressão popular avisa que uma pessoa orgulhosa "tem o rei na barriga". Também se diz de alguém muito fechado, ensimesmado, que "só vê o próprio umbigo". Esse é o lado aparentemente *menor*, inferior, da percepção do indivíduo comum. Indica, porém, um sentido maior e mais profundo: o de que temos um centro de consciência forte e atuante na região do umbigo. Tão real que podemos refugiar-nos ali, quando precisamos fugir dos outros.

Essas observações são explicadas pelo taoísmo chinês, que considera o centro umbilical (Tan D'en) o local de reunião do yin e yang, concentrando as energias básicas que trazem autoproteção contra as doenças e a velhice prematura. O rejuvenescimento e a longevidade dependem da circulação apropriada da energia desde o Tan D'en para os outros centros das costas, peito e cabeça.

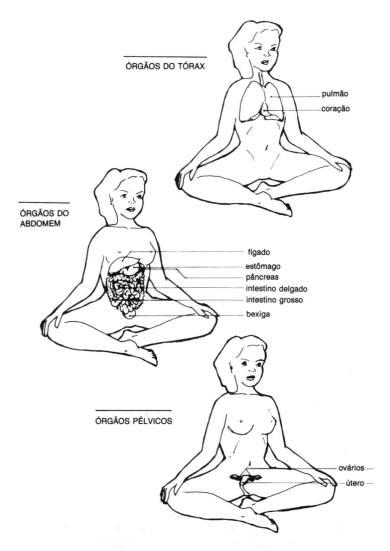

O *Dicionário Médico Dorland's Illustrated* (26ª ed., 1985) considera que a palavra *abdômen* vem, possivelmente, do verbo latino *abdere*, que significa *esconder*. Admite ainda que o abdômen, ou ventre, pode ser dividido em nove regiões, sendo três superiores, três médias e três inferiores. As regiões superiores contêm o estômago, baço, fígado, vesícula biliar, duodeno e pâncreas. O grande epíplon, mesentério, jejuno-íleo, intestino grosso e o reto estão nas regiões médias. Os órgãos retroperitoniais: rins e supra-renais, uréteres, ovário e trompas (nas mulheres), próstata e vesícula seminal (nos homens) e o reto inferior pertencem às regiões inferiores do abdômen.

Indica-se, por exemplo, que o praticante sente calmamente e inicie uma série de inspirações em ritmo preestabelecido. Segue-se a concentração no umbigo e em outros pontos do corpo que vão "respirando" e vitalizando-se gradualmente. A finalidade dos exercícios desse tipo é recolher e distribuir a "essência" vital para os órgãos viscerais, coluna e mente.[4]

Pela filosofia taoísta o Tan D'en contém os princípios de transformação de energia pré-natal e pós-natal. A primeira série entendida como o acervo de vitalidade que uma pessoa traz ao nascer e a última, como a essência que perdurará após a morte. A capacidade regenerativa do ventre pode crescer por meio de exercícios que visam acomodar melhor os órgãos internos, eliminar as tensões excessivas e massageá-los de modo natural e revitalizante.

CENTRO DE GRAVIDADE

A descrição taoísta do "centro do umbigo" é anterior ao desenvolvimento do conceito de "centro de gravidade" pela moderna cinesiologia.

Chama-se força de gravidade a ação que exerce a Terra de atrair os corpos que estão na sua superfície. O corpo físico se equilibra na superfície da Terra pela interação entre a força da gravidade e os nossos músculos de sustentação. Para ficar em pé, precisamos fazer um considerável esforço muscular em oposição à atração gravitacional. Essa força, porém, atua com diferentes intensidades em cada uma das partes do nosso corpo, de acordo com a massa de matéria muscular, óssea ou visceral.[5] Temos, então, centros de gravidade parciais em todas as áreas somáticas e um centro no ventre, que corresponde à soma de todos os outros. É o ventre que recebe a maior força de atração do planeta.

O fato de o centro de gravidade estar no abdome, e não na cabeça nem nos pés, nos traz uma conseqüência: estes segmentos é que precisam alinhar-se com o ventre, estar de acordo com ele, pois disso depende o andar equilibrado e todas as outras formas de movimento humano. Então o equilíbrio do nosso corpo no espaço é decorrente do alinhamento dos nossos centros de gravidade, que se faz a partir do ventre.

De maneira sensível, o equilíbrio psicológico também decorre e depende do correto alinhamento dos centros gravitacionais, por-

---

4. Instituto Pai Lin de Cultura e Ciência Oriental, 1990, mimeo.
5. Rasch, P. e Burke, R. *Kinesiologia y Anatomia Aplicada*. 3ª ed. Barcelona, Ateneo, 1973.

que a nossa relação com o planeta é existencial, nunca apenas uma questão biomecânica.[6]

A terra, ao mesmo tempo em que nos sustenta, nos atrai por baixo. Isso quer dizer que para uma pessoa viver bem precisa ter os pés plantados no chão, apoiar-se firmemente nas pernas, soltar a bacia e o ventre. Com isso, o diafragma consegue realizar a sua tarefa respiratória, e tanto a voz como os braços e as mãos chegarão mais longe e serão mais leves e hábeis. Se tudo estiver alinhado, a cabeça pode também se equilibrar, criando com maior clareza e sensibilidade.

O alinhamento dos centros de gravidade influencia na eficiência e na harmonia dos movimentos humanos. Quando observamos com atenção o corpo, compreendemos o quanto somos interligados. Embora cada segmento corporal tenha seu papel específico, eles funcionam em sintonia e sincronia, como os músicos de uma grande orquestra.

PARTE INFERIOR: O DIAFRAGMA PÉLVICO

Os órgãos sexuais internos e externos, a porção final do intestino grosso e os órgãos de evacuação estão contidos na ampla formação óssea da bacia ou pelve. Ela tem dois íleos, unidos no centro pela sínfise pubiana.

A região inferior da pelve está coberta por um conjunto de músculos complexamente entrelaçados. Eles sustentam as vísceras, regulam a abertura e o fechamento dos orifícios (anal, uretral e vaginal) e estabelecem a ligação entre a bacia e as coxas. Esse conjunto ficou conhecido como "diafragma pélvico".

Na parte externa do assoalho pélvico há uma área sensível e delicada ao tato: o períneo. Estende-se da vagina ou da base do saco escrotal ao ânus. Esse nome pode significar "ao redor" (peri) do novo (neo), ou talvez "ao redor do fogo (ígneo)", indicando a associação do períneo com o nascimento do ser biológico e com a origem da força necessária para a manutenção do equilíbrio humano vital. Ambas as interpretações estão de acordo com o ensinamento oriental sobre a existência de uma organização energética responsável pelos processos vitais na base da coluna, representada nas pinturas antigas como uma serpente de fogo, a Kundalini.

Assim, apesar do milenar distanciamento entre a tradição oriental e a ciência do Ocidente, há correspondências interessantes. Sua ori-

---

6. Ver a respeito, de Gaiarsa, *A estátua e a bailarina*, São Paulo, Brasiliense, 1976; e *Futebol 2001*, São Paulo, Summus, 1979.

gem deve estar nas bases coletivas do inconsciente humano, provedor das percepções comuns aos homens de diferentes culturas. Por outro lado, a objetividade do Oeste contrasta com as expressões mais subjetivas e, por isso mesmo, poéticas, das descrições vindas do Leste. Ainda assim, há certos termos científicos que guardam algum sinal com o simbolismo inconsciente. Períneo, já mencionamos, é um deles. O outro é *sacro*, nome do osso da coluna. Significa sagrado, em latim. Seria uma reminiscência dos tempos em que se pensava na sexualidade como coisa sagrada?

O CÉREBRO VISCERAL

Recentes pesquisas em gastroenterologia consolidam a hipótese de um sistema nervoso entérico comparável a um verdadeiro cérebro visceral. Esse moderno conceito permite melhorar a compreensão e o acompanhamento clínicos dos problemas gastrointestinais.

Os fatores sociais e psicológicos ligados às funções digestiva e de evacuação têm papel destacado no agravamento dos distúrbios dessa área, comenta J. V. M. Campos.[7] Mas os eventos psicológicos e as respostas do sistema nervoso entérico parecem concluir por sua inter-relação dinâmica antes de serem percebidos pelo paciente, que freqüentemente procura o médico quando já está em fase dolorosa e mais adiantada do processo. O portador de uma enfermidade severa do intestino (por exemplo, colite ulcerativa) só contribuirá para a solução do distúrbio se se dedicar ao próprio corpo, procurando perceber o significado de suas emoções e suas íntimas relações com as respostas do sistema digestivo. Essa volta sobre si mesmo traz possibilidades de comunicação entre o sistema nervoso central e o cérebro visceral.

A imagem da serpente de fogo — Kundalini — nasceu de observações dos iniciados iogues,[8] nas antigas regiões da Ásia. Está presente em inumeráveis tratados filosóficos budistas e hinduístas,[9] ora

---

7. Campos, J. V. M. "Tratamento Médico da retocolite ulcerativa inespecífica: intermitente ou ad infinitum!", cap. 27, in *Controvérsias em gastroenterologia*. Castro e Rocha Ed. Belo Horizonte, 1990.
8. *Ioga* significa *união* consigo mesmo, com os outros seres e com o Absoluto. *O prontuário de Svásthia Yoga*, do prof. De Rose (Rio de Janeiro, Ground, 1977), comenta que sua origem está associada com o mito do casamento sagrado de Shiva e Shakti-Parvati. Atualmente há dezenas de especialidades na ioga. Os conceitos apresentados neste capítulo são comuns às diferentes práticas, exceto quando especificado.
9. Zimmer, Heinrich. *Filosofias da Índia*. Compilado por J. Campbell, São Paulo, Palas Athena, 1986 (ed. orig. inglesa 1951).

como deusa feminina, ora como força primordial assente na base da coluna humana. Seu estudo pertence ao domínio do teórico e do prático, porque a saúde física e a saúde mental são a ela correlacionadas. O ventre seria, na concepção iogue em geral, sede da Kundalini, que mora no assoalho pélvico. Ela se levanta e se expande não só pelo abdome como por todo o corpo, energizando os principais centros, que são chamados chakras.

OS CHAKRAS

Usarei a descrição hindu dos chakras, de John Woodroffe, pesquisador inglês da filosofia hindu. Na Índia formou-se uma filosofia que integrou a mente ao corpo, assimilando também a dimensão transcendente.[10] Na concepção hinduísta antiga, o corpo humano é composto de sete invólucros ou camadas. Uma delas é responsável pelo campo de energias que dá vida aos órgãos. Pensemos nessa camada como uma rede de fios invisíveis, porém percebidos pelo iogue treinado, capaz de organizar as forças de uma pessoa. Chamam a isso de "corpo etérico", e à rede, de "nadis".

Os chakras são pontos de convergência e distribuição dos nadis, quer dizer, das forças vitais. A palavra significa "roda" em sânscrito, antiga língua clássica da Índia e a mais velha da família indo-européia.

Os sete chakras principais são centros de consciência. Devem ser imaginados como vórtices, ou turbilhões de matéria etérica, de acordo com Jean Chevalier e Alain Gheerbrant, que em seu *Dicionário de símbolos*[11] indicam a presença de uma correlação entre os chakras e a terra, a água, o fogo e o éter.

A função de cada chakra tem sido indicada em textos especializados, mas a compreensão deles pelo Ocidente requer esforço voluntário, porque não se foi educado a pensar no "corpo etérico" como um campo de forças real. Outros livros europeus[12,13,14] esclarecem a noção dos chakras como centros de força e fontes de experiências humanas vitalmente importantes para o desenvolvimento da consciência de si e para a percepção lúcida do meio circundante. Sir John Woodroffe aplica em seu livro *The Serpent Power* o esquema

---

10. Woodroffe, Sir John (Arthur Avalon). *The Serpent Power*, 3ª ed., Londres, Madras, 1931, é uma tradução comentada deste autor sobre um antigo tratado hindu da sabedoria da deusa Kundalini.
11. Chevalier, Jean e Gheerbrant, Alain. *Dictionnaire des Symboles*. 7ª ed., Paris, Robert Laffont e Jupiter, 1987.
12. Zimmer. *Op. cit.*
13. Tansley, D. V. *Subtile Body*. Londres, Thames e Hudson, 1977.
14. Leadbeater, C. W. *Os chakras*. São Paulo, Pensamento, 1990 (ed. orig. hindu sem data).

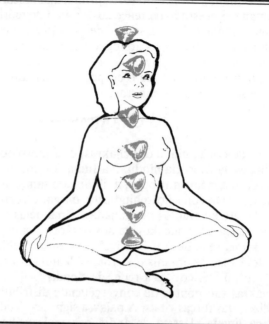

Nome	*Área governada*	*Glândula*	*Sânscrito*
superior	parte superior do cérebro, olho direito	pineal	SAHASHARA
fronte	parte média do cérebro, olho esquerdo, ouvido, nariz	pituitária	AJNA
garganta	cordas vocais, esôfago, faringe, pulmões, brônquios	tireóide	VISHUDDHA
coração	coração, circulação sanguínea, nervo vago	timo	ANAHATA
umbigo	estômago, fígado, vesícula biliar, sistema nervoso autônomo	pâncreas	MANIPURA
região sacral	sistema reprodutivo	gônadas	SVADHISTHANA
básico	coluna espinal, rins	supra renais	MULADHARA

dos sete chakras principais às glândulas de secreção interna conhecidas pela fisiologia ocidental, resultando numa chave bastante aproveitada por especialistas atuais.

É necessário procurar entender que todo o sistema de recepção e transmissão de energia pelos chakras está interligado, como se fossem condutos de centrais elétricas que existem nas grandes cidades. Certos textos antigos falam de trezentos e cinqüenta mil nadis, uma rede complexa que percorre as estruturas anatômicas, mas que não deve ser confundida com elas.

Uma vantagem na idéia desses campos energéticos espalhados pelo corpo todo é deixar logo claro que nossa consciência não depende só da cabeça, ou do cérebro, como querem alguns. Somos conscientes e temos uma identidade porque elaboramos as informações de todas as áreas somáticas, internas e externas. Sem que precisemos pensar, inumeráveis decisões estão sendo constantemente tomadas por esses "centros de consciência" que se localizam no interior do corpo. Podemos comparar esses centros, ou chakras, com terminais de um extenso computador, que são comunicantes entre si e têm poder de se auto-regular. Os sete principais estão associados ao topo da cabeça, à testa, à garganta, ao coração, ao plexo solar, ao sacro e ao períneo. Os três últimos estão no ventre.

CHAKRA DE BASE E GLÂNDULAS SUPRA-RENAIS

Na área do assoalho pélvico, exterioriza-se o chakra-raiz (Muladhara), também chamado "O Portão da Vida e da Morte". Esse centro de força vital estaria próximo a uma rede nervosa, no cóccix, entre o ânus e a uretra, tendo conexão com toda a coluna espinal e com as glândulas supra-renais. Kundalini reside no Muladhara, na forma de uma serpente ígnea enrolada. O discípulo iogue desperta essa força, tornando-se gradativamente mais consciente do raio de ação de seu centro-raiz.

As glândulas supra-renais estão situadas sobre os rins, como pequenos chapeuzinhos, e têm uma atuação direta nas reações de luta e de defesa. Quando sentimos que algo nos ameaça, seja um ladrão, alguém que grita conosco, ou ainda um acidente, logo as glândulas supra-renais entram em ação. Elas produzem e liberam na corrente sanguínea a nor-adrenalina, hormônio que rapidamente vai preparar o organismo para reagir diante do perigo. A presença da nor-adrenalina no sangue é uma informação decodificada por outras centrais importantes, e em pouco tempo a hipófise promove um estado geral de alerta. A pessoa, então, começa a ser preparada fisiologicamente para reagir.

Como? Depende de seu estado geral. A força é liberada como uma língua de fogo que faz arder todo o sistema muscular e põe energia nos braços e nas pernas, rapidez nos reflexos, fluxo nas imagens e nos pensamentos. Mas, e se os canais de comunicação interna estiverem "entupidos"? Se os centros estiverem carregados com tóxicos (drogas, álcool ou até medicamentos), as informações vão sofrer desvios correspondentes ao grau de inoperância do sistema. Logo, o sinal de alerta não será eficiente, a pessoa não vai reagir adequadamente e ficará à mercê do imprevisto, que pode ser um poder ameaçador como uma enxurrada, um tremor de terra, um carro subindo na calçada ou uma ameaça pessoal, como assalto, agressão verbal etc.

SEGUNDO CHAKRA

Exterioriza-se na região sacral e se relaciona com as gônadas, que são glândulas regentes da função sexual e reprodutora. Os testículos e os ovários são controlados por uma glândula "mestra" situada na base do cérebro (hipófise), intimamente relacionada com o hipotálamo. Esse complexo circuito nervoso e hormonal interage com a vida afetiva, imaginativa e mental. No ser humano, o sistema reprodutor está ricamente entrelaçado com os centros superiores cerebrais, evidenciando a possibilidade de integração dos aspectos biológicos com os sentimentos e os valores culturais.

Na ioga, o chakra relacionado ao sexo é chamado Svadhisthana. Entrando em contato consciente com ele, uma pessoa desperta sua capacidade de gerar, de produzir e criar. O que ela vai criar depende, porém, do seu grau de discernimento, do seu nível de percepção e de seus sentimentos.

PLEXO SOLAR

Situa-se na área que nós vulgarmente chamamos "boca do estômago". Está intimamente associado com o pâncreas, o estômago, o fígado e a vesícula biliar. Teria ficado conhecido como plexo solar porque aparecia como um disco amarelo com raios, segundo a visão subjetiva dos iogues. Sua denominação em sânscrito é Manipura.

Qualquer pessoa sabe que a "boca do estômago" responde fartamente aos impactos emocionais. No susto, aquele "ah" que exclamamos vem direto do plexo solar: o diafragma fica suspenso (não expiramos), as sobrancelhas também se erguem, os olhos abertos expressando espanto. No medo, o abdome vai se contraindo, congestionando e chega depois a doer. O medo provoca no organismo um

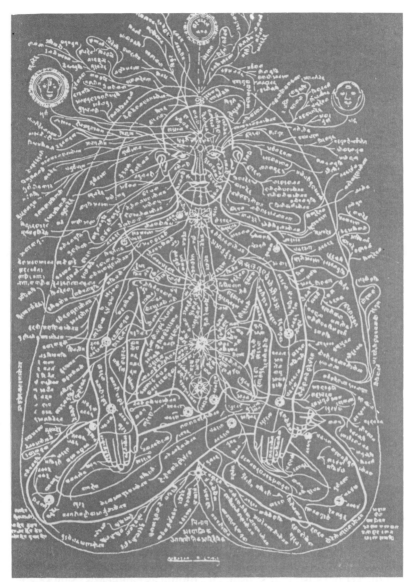

Na tradição da ioga tântrica, os canais de força vital (prana) formam uma extensa rede permeando o corpo físico. Alguns textos falam de 350.000 canais (nadis) pelos quais fluem energias, como correntes oceânicas. Nesta figura tibetana aparecem os nadis e os sete centros principais (chakras) como pequenas flores no eixo vertical do corpo. Correspondências circulares e em espiral também aparecem, compondo uma verdadeira anatomia sutil, energética.

resfriamento da pele e um superaquecimento nos órgãos centrais do corpo. Já na raiva, outra emoção associada ao Manipura, o sangue vai rapidamente para a periferia, a pessoa fica vermelha e toda a sua energia vem à tona. As respostas emocionais intensas são processadas no plexo solar imediatamente, sem passar pelos centros superiores. Só com treinamento e esforço consciente uma pessoa pode dominar os impulsos agressivos, assim como o medo. Os estados psicológicos alterados pela ação desse chakra são vitalmente importantes para a sobrevivência da pessoa.

Pois bem, essa região superior do ventre merece uma atenção cuidadosa. Ela significa uma passagem entre o ventre e o peito, servindo de comunicação entre dois modos de existência: um mais inconsciente (abaixo) e outro consciente (acima). Se a área do plexo solar estiver limitada pela excessiva tensão do diafragma ou dos músculos abdominais e intercostais, há um indesejável congestionamento das emoções.

O estado tensional dos músculos dessa região representa a disposição psicológica da pessoa. Crítica exagerada e autocensura paralisam ou dificultam gravemente o acesso à consciência das informações dos chakras abaixo do diafragma. A ignorância e a falta de sentimento de compaixão, solidariedade, altruísmo, por sua vez, impedem a integração da agressividade, do medo, da sexualidade com os centros superiores. No primeiro exemplo, temos uma personalidade racionalista, desligada de suas condições físicas e emocionais. No outro, uma pessoa rude, de mentalidade grosseira, desligada das conseqüências sociais e morais de seus atos. Resultado comum a ambas: dores físicas, frustrações e incompetência nas coisas mais simples do cotidiano.

O VENTRE SEGUNDO A CABALA

O conjunto de símbolos que a experiência e a tradição judaicocristã associaram ao corpo humano foi abordado pela francesa Annick de Souzenelle no livro *O simbolismo do corpo humano — da árvore da vida ao esquema corporal*.[15] Sua proposta é que se compreenda o corpo como uma forja, espécie de recipiente utilizado para aquecer e transmutar substâncias químicas e minerais. Sem se ater à linguagem ortodoxamente cristã, Souzenelle compara a lenta escalada da Kundalini através dos chakras com a serpente de bronze que Moisés eleva no deserto (Números, 21: 8-9), que curava todas as doen-

---

15. Souzenelle, Annick de. *O simbolismo do corpo humano — Da árvore da vida ao esquema corporal*, São Paulo, Pensamento, 1987 (ed. orig. francesa 1984).

A ÁRVORE DA VIDA

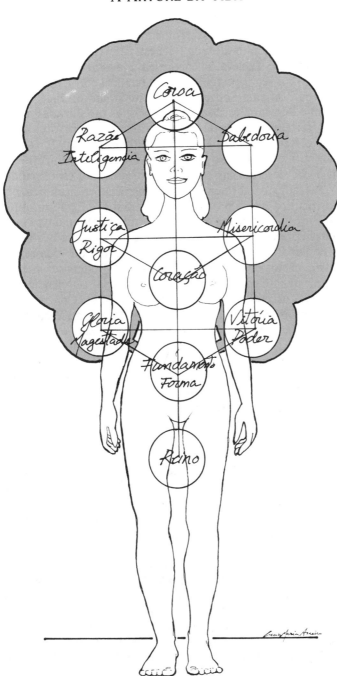

ças e devolvia as energias perdidas. Com essa serpente Cristo se identifica, dizendo: "E como Moisés elevou a serpente no deserto, é preciso igualmente que o Filho do Homem seja elevado..." (Jó, 3: 14).

A escada do sonho de Jacó (Gênesis, 28: 12-13) referia-se também ao significado da elevação energética. Ela estava apoiada na Terra (chakra-raiz) e o seu topo tocava o céu (chakra coronário, ou do alto da cabeça). Afirma Souzenelle que, no sonho de Jacó, os anjos que sobem e descem a escada são as energias mobilizadas ao longo da coluna vertebral. E que tal movimento ocorre pela força de Eros, "que une o Rei à Rainha, Kether e Malkhuth".

Malkhuth e Kether são partes da Árvore das Sephiroth ou Árvore da Vida, descrita nas coletâneas da doutrina esotérica do judaísmo. A tradição hebraica conta que essas coletâneas falam "dos mistérios ocultos desde o começo dos tempos". Esta antiquíssima tradição chegou à nossa era com o nome de Cabala, palavra que significa em hebraico "receber" e também "saco de provisões".

As Sephiroth são dez e constituem a Árvore da Vida representando dez aspectos divinos ou dez arquétipos. Podem ser interpretadas dinamicamente como etapas na evolução da consciência percorrendo trajetos ascendentes, de Malkhuth a Kether. Com a alternativa de trajetórias triangulares, a subida da Árvore da Vida constitui um processo de conscientização das energias inferiores (da Terra) e superiores (do Céu) percebidas nos planos físico, emocional, mental e espiritual. Souzenelle aborda as tríades do caminho ascendente em correspondência ao corpo humano: os pés e o plano corporal concreto de sentir físico correspondem à Terra (Malkhuth). Em seguida um triângulo com vértice para baixo "é associado ao complexo urogenital (...), sede do ser físico e matriz do ser espiritual". Acima desse triângulo há um outro, também invertido, relacionado com o complexo cardiopulmonar, no tórax. Entre esses dois conjuntos triangulares localiza-se a "Porta dos Homens", como um símbolo da experiência decisiva de transporte das energias fisiopsíquicas entre as áreas inferior e superior do corpo, que acontece no plano do diafragma.

Observa-se nova referência ao papel de transição do menos ao mais consciente na altura do diafragma. A "Porta dos Homens" referenda o alcance do ventre como centro de consciência: precisamos assumir os conteúdos simbolicamente associados às experiências do ventre para ingressar em outro tipo de reino. Só os plenamente humanizados passarão. Livre, interpreto: aqueles que interagirem conscientemente com os seus centros do ventre humanizarão sua procriação, sobrevivência material e relação de troca com os outros seres. A Terra (Malkhuth) não é só o chão, porém o solo e o subsolo, os alimentos, os animais e as plantas. No nível subjetivo, Malkhuth traduz os aspectos minerais, vegetais e animais que constituem o nosso próprio corpo humano.

A desorientação de muitos filhos das igrejas cristãs atualmente, em assuntos de controle da natalidade, sexo, consumo de bens e apego a privilégios trazidos pela exploração de outros seres, é um sinal de que a sabedoria cabalística precisa ser revivida. O simbolismo da Árvore da Vida pode ser reativado, em lugar de cultivar-se excessivamente a abordagem dita científica do corpo. Nesse simbolismo, considera-se o fluxo e a transformação da seiva desde que é retirada do solo até o aparecimento dos frutos e das flores.

Reconsiderar este processo tão simples e perfeito como modelo daquilo que acontece no próprio ser humano trará uma compreensão sintética dos ciclos da vida. Depois, cada árvore precisa ter suas próprias raízes. Identifico neste símbolo a necessidade de que cada pessoa desenvolva a percepção dos seus recursos, fazendo contato com suas fontes próprias, desenrolando sua serpente de fogo. Além disso, o contato com a Fonte Superior, digamos assim, nutrição de todas as coisas criadas, pode ser de alcance individual. A dependência de funcionários autorizados para comunicar-se com o mundo sagrado (ou com o inconsciente) provavelmente diminuirá, quando cada um perceber sua real força e sua responsabilidade na evolução dos valores sociais.

RESGATE DA CONSCIÊNCIA VISCERAL

O ventre está muito além de ser um saco de vísceras, como insinuam os livros escolares. A relação que nós temos com ele é existencial.

A consciência dos planos psicológico e simbólico relativos às funções do ventre tem aumentado nos últimos dez anos. Dietas para emagrecer, macrobiótica, vegetarianismo, a preocupação com os agrotóxicos e a qualidade do que ingere mostra que o cidadão das capitais modernas está aberto às mudanças.

Já se fala na associação entre alimento e afeto com mais regularidade. A percepção do mal que a desnutrição alimentar e emocional causa nas pessoas de todas as idades é geralmente reconhecida pelos pediatras, educadores e pais. Infelizmente, as fortes desigualdades na distribuição de riquezas fere a dignidade humana e faz com que os ricos desperdicem o que falta para os pobres.

O poderoso medo de contaminação com o vírus da AIDS, a contaminação da terra arável com lixo atômico, a erosão do solo e a perda de rios pela poluição com mercúrio e outros metais, todos são problemas indiretamente associados com a consciência visceral. Pensemos nesses produtos como a evacuação da tecnologia não humanizada, restos do metabolismo industrial de uma civilização que não atravessou completamente a "Porta dos Homens". A inconseqüência na exploração dos recursos naturais indica que a consciência da maioria não alcançou os efeitos materiais e morais que nossos atos terão para as próximas gerações (nossos netos?).

Não obstante, estamos no limiar da percepção integrada do corpo enquanto conjunto físico, que a ciência ocidental descreve, e campo de energias, como propõe o Oriente. Tal união de perspectivas e de valores é crucial para a sobrevivência pacífica neste planeta.

E o ser humano saudável dança. Os mitos mais antigos narram que o mundo foi criado pela relação íntima de deuses e deusas em uma dança sagrada. Dos tempos em que mitos cosmogônicos narravam as danças ritualísticas que traziam vida à terra, restam alguns sinais, como aquele que hoje é chamado *dança do ventre*.

5. A dança do ventre

REMOTA ORIGEM

O que chamamos hoje de dança do ventre é proveniente de um ritual sagrado anterior à mais antiga civilização reconhecida historicamente, a dos sumérios. Está ligada aos ritos de fertilização em honra das divindades femininas que protegiam as águas, as terras, as mães e seus filhos. Todas as criaturas eram consideradas filhos da Deusa, louvada em ritos em que as mulheres dançavam procurando receber a força da Grande Mãe.

As referências à dança sagrada da fertilidade são raras nos textos clássicos. Excepcionalmente, a historiadora carioca Maribel Portinari, em seu livro *História da dança,*[1] apresenta uma descrição dos rituais ao redor do fogo, dentro das cavernas, em épocas anteriores às primeiras civilizações: "Propiciar espíritos benfazejos, exorcizar forças maléficas, atrair a energia dos astros originaram rituais primitivos, que tinham na dança uma de suas manifestações. Esses rituais, indicando a faculdade de simbolizar, seriam comuns no Neolítico, por volta de 6500 a.C., quando o homem já produzira objetos de pedra polida e trocara o nomadismo pela agricultura e domesticação de animais".

É bastante provável que as primitivas danças à Grande Mãe estivessem sendo desenvolvidas entre os pré-sumérios, que se estabeleceram na região entre os rios Tigre e Eufrates há cerca de dez mil anos. Os sumérios chegaram por volta de 3500 a.C. às mesmas ter-

---

1. Portinari, Maribel. *História da Dança*. Rio de Janeiro, Nova Fronteira, 1989.

ras, vindos da Ásia central, e também reverenciavam a Grande Mãe na forma da deusa Inana. Seu útero era o vaso da Criação, onde floresciam os grãos, as frutas e os legumes. Inana era a deusa do amor e da alegria de viver. Tinha poder sobre a morte. Seus rituais eram dirigidos por sacerdotisas que dançavam de maneira erótica, cantavam e declamavam poesias exaltando as virtudes da deusa.

O sentido dos rituais sumérios foi percebido pela psicóloga Silvia Perera em *Caminhos para a iniciação feminina*,[2] que realizou um trabalho em profundidade sobre o alcance do mito de Inana na vida da mulher e do homem contemporâneos. A deusa, cujo nome semítico é Ishtar, lembra essa autora, "é a imagem da alegria, do amor sexual, do imprevisível, da radiante estrela da manhã". Inana jamais se apresenta como esposa doméstica e mãe estabilizada. "A deusa mantém sua independência e seu magnetismo como amante, jovem esposa e viúva."

Silvia Perera adianta que o arquétipo de Inana é o de uma jovem cuja receptividade ativa torna-a "una em si mesma". Em seu canto, ela chama Danuezi para preenchê-la, dizendo "vem arar a minha vulva, homem do meu coração", segura de si, orgulhosa da condição de mulher. Inana é um símbolo necessário agora para lidarmos com o fato de se viver no patriarcalismo coletivo, sob o domínio do *animus*, controlador da alegria e do Eros. Perera sugere que façamos uma descida ao reino do inconsciente, como fez Inana. Só então poderíamos "aprender a sobreviver de maneira diferente (da masculina) e aguardar a chance de renascer".

Outra evidência de que a Deusa já era cultuada em épocas mais afastadas veio com a descoberta de Chatal Hüyük, pelo arqueólogo James Mellaert em 1961-1963. Chatal Hüyük, na Anatólia, é o mais importante sítio de pesquisa sobre o Neolítico no Oriente Próximo. Hoje se admite que foi um centro comunitário, uma autêntica cidade, com vida organizada no sétimo milênio antes de Cristo. Desde aquela época os rituais à Deusa incluíam danças e instrumentos sonoros e estavam ligados às funções vitais. A americana Elinor Gadon, historiadora da arte, em *The Once and Future Goddess*,[3] relata com pormenores os achados arqueológicos em Chatal Hüyük. Diz que os locais sagrados eram pontos de encontro onde o nascimento, a morte e a regeneração eram celebrados com dança e outros rituais, incluindo observação do parto e relacionamento sexual. A presença

---

2. Perera, Silvia Brinton. *Caminho para a iniciação feminina*. São Paulo, Paulinas, 1985 (ed. orig. canadense 1981).
3. Gadon, Elinor. *The Once and Future Goddess: A Symbol for Our Time*. Nova York, Harper & Row, 1989.

da Deusa não se restringiu ao continente. Há 6500 anos, ela era venerada também em Chipre e em Creta, ilha do arquipélago que hoje faz parte da Grécia.

DANÇAR PARA DAR À LUZ

É possível que a jovem de seis mil anos atrás estivesse pouco informada sobre os conhecimentos mais adiantados de sua civilização, como a matemática, a astrologia, a lingüística e a navegação. Talvez poucas soubessem do que tratavam essas ciências, que tiveram início naquela época, assim como a higiene e a medicina preventiva. Mesmo entre os homens, poucos seriam capazes de se desviar das guerras e dos combates, ou da lida na terra, para cuidar do estudo dos astros, dos números e da escrita cuneiforme. Entretanto, na Mesopotâmia (que quer dizer "região entre rios"), os sumérios e os acádios, depois os babilônios e outros, produziram alimentos e riquezas em tal quantidade que excederam as necessidades de sobrevivência, liberando gente com tempo para se dedicar aos rituais e às conjecturas metafísicas e científicas.

Samuel N. K. Kramer,[4] especialista americano em culturas da Mesopotâmia, afirma que aquela região foi o berço da civilização. O progresso daqueles povos foi espantoso e levou o local, onde habitaram os sumérios, acádios, caldeus e babilônios, a ser chamado de "crescente fértil". Hoje, compreende as terras da Turquia, Síria, Iraque e Irã.

Os frutos da Grande Mãe eram a prole abundante e a terra generosa, o que contribuía para reverenciar a mulher-boa-paridora. A vida do povo era marcada pelo ritmo das cheias e vazantes dos rios Tigre e Eufrates, ditando as estações de plantio e colheita. Festas populares aconteciam nessas duas fases mais notáveis do calendário sumério. No momento da semeadura, as pessoas costumavam acasalar-se no sulco da terra arada, esperando que o Céu fizesse o mesmo com a Terra, fecundando-a. Dessa forma, homens e mulheres chamavam os favores generosos da deusa.

Antigas lousas de cerâmica caldéia registram a fase da chegada do Sol após o inverno e as festividades da primavera nos signos de Áries e Touro. Por isso, nas fases da lua cheia as mulheres "eram", como a Deusa, fecundadas para gerar a riqueza do seu povo. "Semear" é verbo que tem a mesma raiz de "sêmen". As duas — mulher e terra — eram semeadas, uma pelo coito e a outra com o plantio das sementes.

---

4. Kramer, Samuel N. K. *The Cradle of Civilization*. Nova York, Time Inc., 1967.

Portanto, compreende-se que tanto a terra como a mulher jovem precisassem estar preparadas para gerar e levar a bom termo a sua gestação. Não seria em cursos informativos sobre anatomia, como hoje fazem as gestantes. Mesmo porque o fato mais importante era a preparação de meses ou até de anos antes da gravidez. Nada que fosse apenas um palavreado impressionaria as moças de cinco mil anos atrás, simples como a terra em que pisavam. Embora incultas (na arrogante perspectiva de hoje) aquelas jovens, pelo fato de viverem mais ligadas aos ciclos da natureza, tinham mais facilidade que muitas mulheres modernas civilizadas para se abandonarem à sua Mãe, a poderosa Deusa que as protegeria na hora de dar à luz. O ato de parir poderia, como freqüentemente acontecia, custar a vida da mãe. Ora, a morte da mãe que deveria amamentar os filhos e cuidar deles representava uma grande perda para todo o grupo, e todos os esforços eram feitos para evitar esse perigo.

Não contando com a ação de antibióticos nem de assistência hospitalar, usavam recursos de defumações, ervas e invocações propiciatórias. Confiando na Deusa, uma jovem estaria psicologicamente mais forte, e com essa fé resistiria melhor ao esforço da gestação e do parto. Além disso, de acordo com a mentalidade prática e concreta da época, a moça deveria fazer por si mesma o que esperava obter da Grande Mãe. Não havia a alienação das funções internas do corpo que há agora, quando uma jovem acha que todo o sucesso do parto depende do serviço médico em um bem equipado hospital.

Unindo a força das pernas à atitude religiosa adequada, os quadris largos e soltos com a fé das filhas da grandiosa Mãe, aquelas mulheres acharam um meio eficiente de afastar parte dos perigos da gestação e dar vida a filhos cheios de vigor e saúde. Conseguiram essa preparação treinando a dança à Mãe.

AMANTES, MÃES E SACERDOTISAS

Dançando nos cultos e rituais de fertilidade, as jovens dos povos mesopotâmicos, e também as indianas e egípcias, se ofertavam como filhas a serviço das suas deusas.[5] Cantar, dançar e rezar não eram atividades separadas. Tudo podia ser, e era, pertencente ao sagrado. Embora voltadas aos afazeres do campo, da cerâmica, da tecelagem e da vida doméstica, as mulheres podiam oferecer-se à deusa e dançar para ela. Havia também a classe daquelas que se afastavam da vida doméstica e entravam no templo, como sacerdotisas.

---
5. Hall, Nor. *The Moon and the Virgin*. Nova York, Harper and Row, 1980.

Como dançarinas e sacerdotisas, certas mulheres se destacavam das outras mães, mantendo, porém, a natural identificação com a terra. Sua feminina sensualidade não ficava escondida, mas transparente, pois a própria Deusa era representada com seios fartos e largos quadris de mulher e mãe maduras. Naquela época, o corpo feminino ideal deveria ter boas pernas, melhores quadris e abrigar uma ampla bacia, sinal de que muitos filhos poderiam passar à vida, sem estrangulamentos ou abortos.

Nenhuma vergonha impedia uma sacerdotisa de Inana, Ishtar ou Astarte (nomes da deusa cultuados em diferentes cidades do antigo Oriente Médio) de mostrar o corpo bem-feito no ato sagrado de louvar a Mãe. Esta quase sempre era representada em figuras com características sexuais bem evidentes. Só muitos anos depois, possivelmente no final do período helênico, no início do império romano-cristão, as deusas passaram a ser representadas como severas senhoras em poses de prumo reto, vestindo túnicas drapeadas e não mais esvoaçantes véus transparentes, que revelavam os contornos sinuosos das divindades anteriores.[6]

Pois bem, dançando com movimentos eróticos, que insinuavam a fecundação, no ambiente de alegria e com prazer, essas jovens de seis mil anos atrás realizavam o seu treino físico e psicológico para o desempenho das funções sexuais e maternais. O cheiro dos incensos, o ritmo acelerado dos tambores e a exuberância dos movimentos são estímulos fisiopsíquicos intensos, que podem levar a um estado de transe. Em condições assim ocorre a soltura das barreiras conscientes do pensamento, favorecendo o contato com a dinâmica interna. Dessa maneira buscava-se ativar o arquétipo inerente a todos e evocar a luminosa imagem interna da Mãe.

FORTES E SEGURAS COMO A DEUSA

Em cada ser humano existe, no mais profundo do seu mundo interior, a recordação da Mãe. Mãe como natureza, mãe como mulher que gerou e criou, mãe como símbolo de toda a poderosa força criadora individual e universal. São impressões psicológicas muito antigas, relacionadas com a experiência do nascimento e da morte. A imagem arquetípica de uma formidável energia que pariu tudo o que existe fica latente no plano inconsciente até que se ative pelas

---

6. Um panorama histórico da identificação feminina com a deusa, na Mesopotâmia e na Grécia, foi realizado por Nancy Qualls-Corbert em *A prostituta sagrada*, São Paulo, Paulinas, 1990 (ed. orig. canadense, 1988). Ela recorda as hieródulas (*hiero*: sagrado) que viveram na Grécia antiga como "virgens", sem pertencer a nenhum homem, dignas sacerdotisas de Vênus, a deusa do amor.

experiências da vida, ou seja despertada por meios invocatórios, como na dança ritualística.

Qualquer mulher, quando vai ser mãe, sofre certa estimulação inconsciente desse arquétipo. Na prática, tudo funciona para que ela se adapte da melhor maneira possível à tarefa de parir, usando o acervo humano de incontáveis experiências.

O arquétipo da Grande Mãe é uma espécie de banco de dados de incontáveis experiências de concepção, gestação, parto e cuidados maternais registrados no inconsciente. Tudo é parte do amplo conjunto de memórias do processo evolutivo humano, que o parco entendimento dessas verdades dicotomizou em corpo e mente.

Assim como os hormônios vão funcionando e todo o organismo biológico se modifica sem que a mulher precise pensar em qualquer dessas alterações, também no plano psicológico acontecem modificações espontâneas e automáticas correspondentes. Mas, neste plano, estamos muito próximos dos fatores voluntários e do controle do ego consciente, que podem interferir na delicada organização natural. Por isso, a mulher que vai ser mãe pode ajudar-se, ficando mais atenta às próprias necessidades e preparando-se segundo a solicitação do arquétipo mobilizado.

Este ponto é importante e deve ser retido: a dança antiga que as sumérias, acádias, babilônias, egípcias e asiáticas aprenderam de suas ancestrais foi uma expressão ritual e sagrada da identificação entre a mulher e a Deusa. Pelo treinamento que essa dança proporcionava, as moças conseguiam superar o medo, criar filhos saudáveis e sobreviver às rudes condições da época. E, mais ainda, aproximaram-se das origens do universo. Repetiram atos sagrados pelos quais os deuses criaram as coisas deste mundo. O que significou para uma jovem e um jovem daqueles tempos essa comunhão com o poder da criação divina? Era um fato *vivido* por eles (nada de retórica nem de teorias psicológicas), que lhes trazia força e esperança.

6. Dançar para criar o mundo

O RETORNO DA DEUSA

Os valores psicológicos que estiveram associados à Grande Deusa parecem ter atingido o seu máximo desenvolvimento na Idade do Bronze (3500 a.c.), e estão voltando. O psiquiatra americano Edward C. Whitmont[1] acredita que a influência do arquétipo da Deusa terá papel importante nas relações humanas do futuro. "A Grande Deusa representa ser e tornar-se." São objetivos contrários aos ideais mecanicistas e separatistas que predominavam nos séculos das divindades guerreiras masculinas. "O Feminino representado pelas deusas não é heróico nem rebelde; não se inclina à luta, não se opõe mas existe no aqui e agora e no fluxo infinito da criação universal", acrescenta Whitmont, em seu livro *O retorno da deusa*.

O ressurgimento dos aspectos yin, já conhecidos nas antigas civilizações, deve merecer a consideração dos profissionais que trabalham com a educação e a saúde. É uma reflexão orientada para os processos vitais e menos abstrata e conceitual do que foi a tendência das ciências até agora. E, sobretudo, o princípio feminino mobiliza atitudes abrangentes onde não são mais aceitáveis as velhas dicotomias corpo/mente ou soma/psique. Tudo está em relação com tudo, escrevem os poetas e pesquisadores desse fenômeno de busca da convergência e do sentido unitário da vida. As partes fragmentadas do ser humano são objeto das especialidades científicas que

---
1. Whitmont, Edward C. *Retorno da deusa*. São Paulo, Summus, 1991 (ed. orig. inglesa 1982).

demandam síntese. Qual profissional consegue ter uma visão *una* do ser em seu trajeto histórico coletivo, pessoal e das suas condições ambientais agora? Sem unir em nós mesmos os fundamentos passados e os projetos em curso para os objetivos futuros, sem ter a consciência do *tornar-se*, não conseguiremos compreender as questões já propostas há milênios por nossos antepassados.

Em épocas dos mitos da Deusa, o seu espírito acolhedor recebia e abrigava, sem análises ou classificações. Assim operava a consciência de homens e mulheres. O percurso na evolução do pensamento destacou fragmentos do todo e limitou a visão do conjunto. Estamos carentes de um ressurgimento da cosmovisão ou de uma perspectiva abrangente que reúna os divididos e os contrários.

Para atingir a cosmovisão, vale retomar alguns mitos que já foram vividos pelas civilizações que nos precederam. Veremos que os primeiros modelos coletivos, as divindades que foram criadas pelos grupos da pré-história e início da história conhecida, foram seres completos. De início, femininos. Depois, andróginos. Só bem posteriormente tornaram-se masculinos e enfatizaram os aspectos divisionistas. Mas, sobretudo, apreciaremos o fato de que tais deuses antigos dançavam divinamente.

PRIMEIRAS DIVINDADES

Se pretendemos voltar no passado além das civilizações egípcia e mesopotâmica, cuja escrita (hieroglífica e cuneiforme, respectivamente) permite o acesso ao seu mundo cultural, tudo que temos como guias são as pinturas, os objetos de argila e a intuição.

As primeiras imagens pintadas em cavernas da Europa datam de dez mil anos, no princípio do Mesolítico, que compreende cerca de dois mil anos. São esquemas de figuras humanas e, principalmente, grandes animais. De acordo com Jacques Couvin,[2] pesquisador do Instituto de Pré-História Oriental da França, as figuras melhor esquematizadas foram as Vênus, de seios e quadris exagerados e pernas atrofiadas. Eram mais símbolos de fecundidade do que deusas. No Neolítico (-8000 a -5000) surgiram os ídolos de pedra e os afrescos com deusas de cabeças alongadas e rostos marcados com "olhos de serpente" e formas humanizadas. Depois que o universo interior dos seres ampliou-se, a ponto de distinguir uma força criadora, esta foi concebida à imagem do feminino. Não uma mulher comum, mas a poderosa doadora de vida.

---

2. Couvin, Jacques. "L'Apparition des Premières Divintés". *La Recherche*, n? 194(18), pp. 1473-1480, 1987.

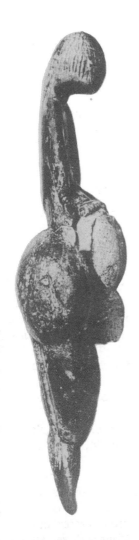

VÊNUS DE LESPUGUE

A Vênus de Lespugue foi entalhada numa presa de mamute há cerca de trinta mil anos. Ela simboliza a terra, como entidade sagrada, e o poder transcendente da Vida. Sua cor negra distingue o caráter profundo que marcou as deusas negras, cultuadas através do tempo, simbólicas da energia primordial, da força ctônica que nasce das dimensões mais profundas da natureza humana e ambiental.

Quando o psiquiatra alemão E. Neumann[3] analisou a evolução do arquétipo da Grande Mãe, constatou que as figuras robustas com largos quadris e generosos seios foram criadas artisticamente pelos povos dos cinco continentes. Em seu *The Great Mother*, ele relata que tais modelos psicológicos continham uma interessante integração de opostos: "A metade superior da Vênus de Lespugue é imaginativa e abstrata, em contraste com a ten-

---

3. Neumann, Erich. *The Great Mother: An Analysis of the Archetype.* Bollingen Series, XLVII, Princeton Univ. Press, 1963.

dência sensual e materialística da parte inferior. Essa fase inicial no desenvolvimento do arquétipo da Mãe foi chamada *urobórica*, porque está unindo o superior ao inferior numa única imagem, como Uroborus, a serpente que engole a própria cauda, conhecida de diversos povos.

Outro aspecto das primeiras divindades foi a pintura ritualística que tem caráter expressivo e não ornamental. "A pintura e a tatuagem corporal pretendiam transformar e espiritualizar", afirma Neumann. "Dão poder, sinalizam uma consagração do corpo à divindade. Seriam, assim, outro ponto de união entre inferior e superior, pois o corpo é matéria perecível, e, uma vez consagrado, liga-se ao mundo não-perecível, transcende a aparente divisão entre corpo e alma."

CASAIS DIVINOS

Sob outra perspectiva, a origem do mundo depende dos casais divinos e sua manutenção precisa dos rituais humanos que repitam os atos sagrados de criação. Nessa abordagem, o Sol geralmente é uma força andrógina que se manifestou no plano terrestre como "masculino" e "feminino".

Nos mitos egípcios e hindus que iremos descrever,[4,5,6,7,8] o papel dos casais divinos está enfatizado:
— os casais estão unidos em um abraço amoroso no útero;
— uma força intervém e os separa;
— nasce o desejo de reunião e a luta contra os obstáculos;
— a reunião dos casais separados (por exemplo, Geb e Nut e Osíris e Ísis) traz uma nova consciência.

A descrição da união sagrada fica especialmente bela nos mitos de Shiva e Shakti. Ela, estando inanimada, letárgica, foi despertada pelo pisotear da dança ardorosa de Shiva. O ritmo, os sons ativam o elemento feminino, que reage dando nascimento aos seres, montanhas e plantas. Na dramática história de Ísis em busca de seu amante Osíris (ver cap. 7), são os sofrimentos, os percalços e a transformação das pessoas que ressaltam. Dentro do espírito desses mitos

---

4. Ions, Veronica. *Egito*. "Biblioteca dos Grandes Mitos Universais", Lisboa, Verbo, 1987.
5. Noël, J. F. M. *Diccionario de Mitologia Universal*. 2 vols., Barcelona, Edicomunicacion, 1987.
6. Baltrusaitis, Jurgis. *La quête d'Isis — Essai sur la legende d'une mythe*. Paris, Flammarion, 1985.
7. Graves, Robert. *The White Goddess*. 10ª ed., Londres, Faber and Faber, 1990.
8. Wilkins, W. J. *Hindu Mythology*. 11ª ed., Nova Delhi, Rupa, 1990.

egípcios e shivaíta, os casais dançavam divinamente, contribuindo para manter acesa a chama primordial que veio do Sol.

MITOS EGÍPCIOS SOBRE A ORIGEM DO MUNDO

A lenda mais antiga sobre a criação do mundo segundo os egípcios parece ser a que foi contada em Hermópolis, cidade do Médio Egito. No princípio, o mundo foi criado de um ovo cósmico que tinha sido posto por uma gansa celeste. Essa ave, conhecida como "a Grande Grasnadora", quebrou o silêncio primordial com o seu grito de parto. Seu ovo, posto no monte primitivo sagrado que se elevava das grandes águas paradas, continha a ave da luz. Esta ave tornou-se Rá, o Sol, "criador de tudo que existe".

A mitologia de Hermópolis não deixa dúvidas sobre o papel de Rá na geração da vida na terra, mas seu desempenho precisou do auxílio de quatro casais divinos. Esses casais viveram na terra e a governaram por um período considerado a idade de ouro, em que dominavam os princípios da justiça. Depois, os oito seres divinos "morreram" ou foram transferidos para o "mundo interior", de onde continuam a manter a força do Sol e as cheias anuais do Nilo.

Sabe-se relativamente pouco acerca da ação desses quatro casais. Os nomes eram Nun e Anauet, Huh e Hauet, Kuk e Kauket, Amon e Amauet; são as formas feminina e masculina de quatro palavras que parecem ter o seguinte significado, respectivamente: água, eternidade, treva e aquilo que é invisível (ar).

A arte egípcia representava as quatro divindades masculinas com cabeças de rã e as quatro divindades femininas com cabeças de serpente. A ligação dos deuses com esses animais provavelmente está associada às observações comuns do povo, que via essas formas de vida nascerem aparentemente do nada, na lama deixada pelo Nilo em seu regresso ao leito depois da enchente anual.

A lenda de Hermópolis afirma certos pontos depois revisados ou complementados por outras cosmogonias, como a de Heliópolis, cidade onde o Sol era o mais importante dos deuses.

Segundo a tradição da Enéada, de Heliópolis (do grego *Helios*: Sol), o Sol era o mais importante dos deuses. Em todo o Egito, ele foi reverenciado e teve muitos nomes e interpretações. Como Sol nascente, por exemplo, era identificado com o escaravelho e chamado Kepri. Sob o aspecto de Kepri, sua função era rolar a bola de excrementos em que pôs os ovos e da qual sairá vida nova.

Alcançando o seu ponto mais alto no céu, o disco do Sol assumia outra função importante. Era então designado Rá, o apogeu da luz e da sua influência sobre os seres e a natureza. Quando, porém, se recolhia ao entardecer, chamava-se Atum, o velho sábio. Também foi identificado com Hórus, o filho de Ísis e Osíris, como novo Sol, símbolo da transformação que sofreram seus pais.

SOL ANDRÓGINO

Atum, o Sol idoso da maturidade, gerou por si mesmo, com sua vontade, um casal de filhos: Shu e Tefnu. Diz-se que ele cuspiu Shu e vomitou Tefnu, primeiro casal divino, que, por sua vez, gerou Nut e Geb.

Shu e Tefnu desenvolveram o ciclo criador e a paz social na terra. Tefnu significava a ordem e o equilíbrio e Shu, o ar, elemento ativador da vida. Note-se que na cosmogonia dos egípcios o Sol, na maturidade (Atum), não era masculino nem feminino, mas bissexual. Era às vezes chamado de "GRANDE ELE-ELA", concebido como uma poderosa força criadora. Para atuar no plano terreno, porém, manifestou-se em duplo aspecto, masculino e feminino. Os casais egípcios iniciados nos mistérios procuravam recriar essa idéia primordial da primeira unidade cósmica identificando-se com os casais mitológicos, e dignificavam a relação sexual.

Shu e Tefnu — o primeiro casal divino que viveu na origem da vida na terra, segundo a teologia de Heliópolis — tiveram os sinais hieroglíficos do coração e da língua. Para os egípcios, o coração simbolizava o pensamento, a verdadeira inteligência. E a língua, o poder de comando através da palavra sábia e firme.

TERRA E CÉU: AMANTES SEPARADOS

Nut e Geb formam o segundo casal divino na origem da criação. Eles estavam deitados num estreito abraço quando foram despertados e separados, por ordem de Rá. Desse fato tremendas conseqüências se originaram para a humanidade ainda não nascida. Diz-se que naquele momento cósmico surgiram a luz e o espaço vazio.

Nut não podia gerar com Geb. Essa interdição não fica suficientemente esclarecida, mas foi superada pela interferência de um deus, por sua vez apresentado como dono da sabedoria e associado à luz. Dizia-se que era o inventor da fala, estando presente em diferentes mitos, sempre com uma misteriosa origem, ora nascido da flor de lótus, ora gerando-se a si mesmo. Esse deus é Thot, que na cosmogonia de Heliópolis também era chamado "o coração de Rá". Thot é a personificação da inteligência divina, o escriba dos deuses e o grande senhor da magia, pois conhecia bem a chave dos mistérios religiosos que estava nos textos. Thot foi assimilado com outras divindades em culturas posteriores, sendo mais conhecido depois sob o aspecto do Hermes grego e do Mercúrio romano.

Quem salvou a continuidade da criação do mundo foi Thot, compadecendo-se ao ver a situação de Nut e Geb. Thot negociou com a Lua a fertilidade de Nut, conseguindo-lhe cinco dias anuais para procriar. Em cada um desses cinco dias consecutivos Nut deu à luz Osíris, Hórus, Set, Ísis e Neftis, seres humanos e divinos que continuaram a função civilizadora dos pais ancestrais.

Geb era a própria terra, e o seu corpo constituía os vales e as montanhas. Era representado sob o corpo de Nut, com o falo ereto. Outras vezes representam-no como "o boi de Nut". Dizia-se que Rá haviam entregue o trono da terra a Geb e o do céu a Nut. Ela reinava como deusa do céu, depois de ter terminado a sua função de parir os cinco filhos.

Os mitos contam sobre uma elevação de Nut aos céus, ajudada por quatro deuses, geralmente representados como quatro pilares. O seu ventre tornou-se o oceano cósmico por onde navega a barca do Sol. Essa imagem está associada à origem da Via Láctea, nossa galáxia, por onde a Terra acompanha o Sol e os outros astros do nosso sistema solar. Elevada a deusa do céu, Nut transformou-se em responsável pela ordem celeste. Dizia-se que o próprio Rá nascia do

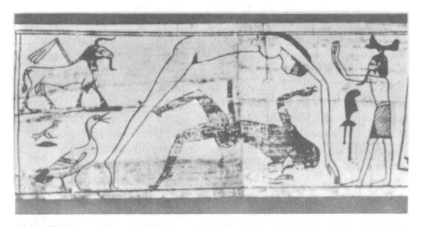

Papiro de Temeniu mostrando o corpo arqueado de Nut, deusa do céu, com seu irmão e marido, Geb, o deus da terra, lutando para se levantar e ficar junto dela. O seu emblema, a grande grasnadora, está à esquerda, enquanto à direita se vê a pluma de avestruz símbolo de seu pai, Shu, que afasta Nut de si.

seu útero todas as manhãs e que as estrelas e a Lua eram suas filhas noturnas. Pintavam o firmamento em seu corpo e a sua imagem no interior dos caixões. Esperavam com isso que a alma do morto pudesse juntar-se aos abençoados que já viviam no seio estrelado da Grande Mãe, Nut.

O CASAL DIVINO EM TEBAS

Tebas, capital do Novo Império, criou a sua cosmogonia incorporando os esquemas principais das visões anteriores. O deus principal dessa cidade do Alto Egito foi chamado Amon, que já figurava nos mitos de Hermópolis. Estava associado com o ar, como uma força invisível, e seu dinamismo tirou Nun da letargia. Tal como no mito de Shiva e Shakti, sua união iniciou o ciclo das criações.

Nun era o oceano primordial, que ocupava o universo, não tinha diferenciação e continha todas as possibilidades de vida em estado imanente. Tocada pela dinâmica de Amon, Nut fez emergir uma colina, primeira massa de terreno sólido, como sinal de começo da criação do mundo visível. Os sacerdotes de Tebas, como os de outros centros religiosos egípcios, proclamavam que o templo da sua cidade estava situado sobre a primeira colina sagrada. Outro interessante exemplo de caráter sexual das cosmogonias orientais está contado no mito de Shiva e Shakti.

MITO DE SHIVA NATARAJA

A mais antiga tradição hindu ensina que Shiva dança no centro do universo e também no solo ardente, que é o coração de cada um de seus devotos.

O mito de Shiva é reconhecido como um dos mais antigos da humanidade. Alain Daniélou,[9] musicólogo e pesquisador francês da história das religiões, admite que o culto shivaíta já estava organizado pelos povos asiáticos há seis mil anos. Dentre tais povos, os dravídicos foram os sistematizadores e difusores do culto a Shiva no Ocidente e na África. Pesquisas recentes esclarecem suas ligações com os mesopotâmicos e com os primitivos habitantes das ilhas gregas.

Em seu livro *Shiva-Dioniso*, Daniélou identificou as características psicológicas que foram comuns ao deus asiático, ao deus grego e a Osíris: o êxtase por meio da dança, o uso do ritmo, depois com instrumentos de sopro e corda e a valorização do intercâmbio eró-

---

9. Daniélou, Alain. *Shiva-Dioniso*. São Paulo, Martins Fontes, 1989 (ed. orig. francesa 1979).

tico durante as festas sagradas. Outros personagens próximos ao culto dos dois deuses foram o touro, o carneiro e a serpente, assim como o lingam (*phallus*) e a Senhora das Montanhas. O labirinto em associação com as vísceras, a cruz gamada e o duplo machado também pertenceram aos rituais de Shiva e de Dioniso, e às deusas de Creta.

O mito de Shiva Nataraja, Senhor da Dança e do Fogo, conta que ele enviou ondas vibrantes através da matéria inerte para seduzi-la, despertando-a para a vida. Ao acordar, ela recebe o nome de Shakti. É o princípio feminino e, saindo de sua inicial letargia, dança ao redor de Shiva, como a yoni ao redor do lingam no ato amoroso. Nas imagens de Shiva, o círculo de chamas que o envolve significa a presença apaixonada de Shakti.

Os verdadeiros amantes ajudariam a manter acesa a chama da vida que gera todas as coisas e seres, unindo-se como fizeram Shiva e Shakti.

SHAKTI, A SERPENTE

A imagem da união sagrada dos princípios feminino e masculino no shivaísmo é representada no primeiro centro de consciência, na base da coluna vertebral. Ali, Shakti, no seu aspecto de serpente, aparece como uma espiral rodeando o lingam ou um touro. No movimento intenso mas gracioso desta dança, Shiva, Shakti e toda a criação são unos e indivisíveis.

Por causa dessa condição una com a serpente Shakti, assim como com os animais, os vegetais, os rios, os mares e os seres humanos, Shiva é reverenciado como deus transcendente e completo. Ele e Shakti são um só, logo, podem manifestar-se como masculino e/ou feminino em cada momento. O sexo é um atributo dos planos terrenos, a divindade suprema é andrógina, acredita-se no shivaísmo.

O culto e a imagem de Shiva foram sendo transformados pelas concepções que introduziram o predomínio yang sobre a polaridade yin, representada em Shakti. Na Antigüidade, seu poder era cantado com leveza, denotando a harmoniosa integração dos contrários, conforme narra a escritora Marie-Gabrielle Wosien,[10] em seu estudo sobre as danças sagradas:

> *"Sua forma está em todos os lugares, tudo permeia...*
> *Onipresente e graciosa é a dança da manifestação de Shiva*
> *Ele dança com Água, Fogo, Vento e Éter*
> *Assim, nosso Senhor dança para sempre em sua corte".*

---

10. Wosien, Marie-Gabrielle. *Sacred Dance: Encounter with the Gods*. Nova York, Avon Books, 1974.

A dança foi parte vital dos cultos de Shiva, Osíris e Dioniso, assim como das deusas Shakti, Ísis, Astarte e outras ligadas à força criativa. Nas religiões dessas divindades, criação é movimento e, dançando, os seres se identificam com a eterna roda da vida, aprendem a compreender como foi feito o universo e podem constatar, no seu centro, a chama criadora que mora em cada um.

Atualmente, no hinduísmo, a divindade superior é trina, como no catolicismo: o criador (Brahma), o preservador (Vishnu) e o destruidor (Shiva). Sua energia aparece como fogo que tudo transmuta, funcionando nas desmontagens dos velhos hábitos, idéias ou instituições sociais que requerem a presença de Shiva. Entretanto, Shakti, como serpente do fogo, tornou-se menos visível, permanecendo nos ensinamentos da ioga tântrica, assimilada à força vital da Kundalini.

O TOURO E A DEUSA

O touro foi um símbolo do princípio masculino conhecido dos egípcios e dos povos do Mediterrâneo. Representava a potência e a energia yang. Seus chifres foram associados à lua crescente e, quando retirados do animal sacrificado, serviam para delimitar um espaço sagrado. No mesmo sentido, o touro dentro de um espaço, como ocorreu no famoso labirinto de Creta, indicava um recinto sagrado.

Osíris foi representado como touro, sua potência masculina combinada com o disco da Lua, símbolo do feminino. Daniélou localiza o culto do touro, inicialmente, no Egito pré-dinástico (cerca de 5000 a.C.); quase 1500 anos depois, os artistas da cidade de Creta pintaram imagens do fabuloso Minotauro ou o touro de Minos, rei de Creta.

Em Creta floresceu uma sociedade alegre, em que a vida cotidiana estava ligada à fé numa deusa, reforçada pelo touro como potência masculina. Essa civilização teve seu apogeu entre 3000 e 1200 a.C. deixando uma produção rica em pinturas e sobretudo esculturas, "única de sua espécie no mundo mediterrâneo", como afirma Gadon. "Os cretenses se esmeraram em criar com sensibilidade, expressando sua apreciação de tudo o que estivesse pleno de vitalidade." A famosa imagem da Deusa das Serpentes permanece uma evidente marca da união dos opostos alcançada naquela época, em que a sabedoria oculta no símbolo desse réptil era desenvolvida e utilizada criativamente.

No átrio do grandioso palácio de Cnossos, onde morava a corte do rei, era realizado um ritual com danças. A dança ritualística do touro consagrado à deusa conjugava a beleza dos movimentos do animal com a de seus bailarinos. A força graciosa do touro era admirada e imitada pelos homens, sugerindo uma "tendência psicológica bastante diversa daquela presente nas touradas atuais", segundo Gadon.

Em Cnossos difundiu-se o mito do Minotauro — meio homem meio touro. Sua presença ali pode ter sido real ou fictícia, mas o símbolo dessa imagem mitológica revela uma união entre o touro e a

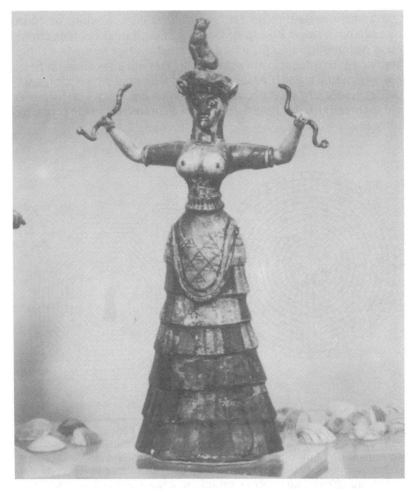

Deusa das Serpentes ou sacerdotisa representando a sua Deusa. Esta peça vem do palácio de Cnossos, em Creta, onde as mulheres dominavam a ciência das serpentes e usavam esses animais em seu corpo. Figura de autoridade e poder, tem olhar magnético, braços abertos e seios nus, expressão de força transcendente.

Deusa. O ventre foi muitas vezes retratado de modo esquemático pelas vísceras, também como linhas enroladas ou *labirinto*. De maneira que o Minotauro no labirinto é um símbolo da união dos princípios masculino e feminino, análogo ao jogo amoroso de Shiva dentro do círculo de fogo, que é Shakti. A morte do Minotauro é sinal de que essa unidade primordial foi lesada, talvez superada por outra relação mais conflitante com os dinamismos psicológicos representados pelo touro sagrado e pela Deusa das Serpentes.

Indício nessa direção é a repulsa de Moisés ao culto do touro que seu povo trazia do Egito. Os antigos patriarcas hebreus conheciam o simbolismo de *El*, uma força criadora representada na imagem do touro que subsistiu cultuada até três mil anos antes da nossa era, segundo Chevalier e Gheerbrant. Moisés também rejeitou a serpente e o bezerro de ouro, todos símbolos dos rituais às forças da vida, aprendidos das civilizações que tinham proximidade com a natureza.

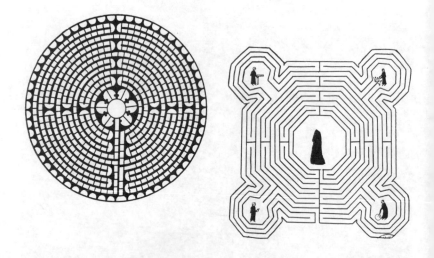

Nos primeiros séculos da era cristã, o ritual da Páscoa era celebrado com dança e música. Uma pedra em forma de labirinto, preservada no museu de Lion, na França, diz: "que pelo festival da Páscoa você possa acordar e sair do labirinto". As danças sagradas em roda dão ênfase ao círculo, ao centro e criam um espaço sagrado. O labirinto, como o círculo, e a mandala mobilizam as idéias de incorporar, receber e dar, e também limitam o sagrado e o profano, o interno e o externo. Muitos templos iniciáticos tinham forma labiríntica, na Grécia e no Egito. Parte desse valor se conservou nas catedrais francesas de Chartres e Reims, onde estão os labirinto da figura.

A natureza era a fonte de onde brotavam a criação artística e o conhecimento, através da contemplação, da intuição e do ato de penetrá-la mentalmente. Neste último aspecto, o duplo machado esteve no culto em Creta e em outros lugares da Ásia, significando a penetração ativa do masculino.[11] Ele era o supremo emblema da Deusa das Serpentes, visto como a força do raio que fere, ilumina e penetra o solo. Posteriormente, o símbolo do raio foi dissociado da Deusa e passou a ser característica do poderoso Zeus, Senhor do Olimpo — isso bem depois, na história da mitologia grega.

Para que servem hoje essas imagens, quando reaparecem nos sonhos de homens e mulheres que vivem cotidianamente nas grandes cidades? Estaria se formando um novo mito da divindade, acrescentando características das deusas femininas e outros conteúdos da Antigüidade?

ASPECTOS ESSENCIAIS DA MÃE

A revolução humana que se processou da natureza à cultura trouxe a substituição das deusas por deuses, e a criação do mundo deixou de ser um ato gerado no amor e na dança para ser um efeito do verbo. Porém, os aspectos essenciais da Grande Mãe cósmica que tudo engendrou em seu útero ressurgem nos sonhos, no gosto pela dança do ventre. Reaparece na atenção ao corpo, à alimentação, no cuidado com os animais, plantas, na ecologia.

Na perspectiva do arquétipo da Grande Mãe, nossas atitudes para com a natureza dentro e fora de nós geralmente podem ser nutritivas ou devoradoras. As primeiras são construtivas e promovem, alimentam. As últimas são destrutivas, consomem e aprisionam. Essas alternativas são válidas também para os relacionamentos sociais.

C. G. Jung[12,13] destacou três aspectos essenciais desse arquétipo que são encontrados nas pessoas sob influência das imagens da Grande Mãe em todas as épocas:
— a capacidade de nutrir e proteger os mais carentes
— a emocionalidade
— sua capacidade para o prazer e a alegria.

---

11. Segundo Nor Hall (*op. cit.*), o machado era chamado *labrys*, por sua relação com a morada subterrânea da deusa: o labirinto. "Para passar através do labirinto era necessário encontrar o caminho para o centro e então fazer uma volta de 360°, girando completamente ao redor de si mesmo, e sair pelo trajeto usado para entrar" (p. 9).
12. Jung, C. G. *The Archetypes of the Collective Unconscious*. Coll. Works, vol. 9, parte 1, R. F. C. Hull, trans. Princeton Univ. Press, Bollingen Series, XX, 1971.
13. Jung, C. G. *Symbols of Transformation*. Coll. Woks, vol. 5, R. F. C. Hull, trans. Princeton Univ. Press, Bollingen Series, XX, 1956.

No sentido ético mais elevado, a ativação do arquétipo das deusas-mães tornaria uma mulher mais generosa, doadora, capaz de cuidar dos pequenos, desfavorecidos, doentes e marginais — todos os que despertam compaixão, pois esse sentimento está associado às qualidades éticas elevadas do lado construtivo da Grande Mãe. Seu corpo se torna o símbolo do acolhimento: ela amamenta com os seios, recebe com o colo. No entanto, os filhos também podem estar simbolicamente nos alunos, doentes, vítimas, pessoas que recebem sua atenção profissional. A capacidade de nutrição, de manter e cuidar da vida manifesta-se tanto biológica quanto psicológica e culturalmente.

Homens que desenvolvem uma boa ligação com esse arquétipo, identificados com a deusa que tudo alimenta e vivifica, serão pais disponíveis e atentos. Na profissão, sua disposição acolhedora torna-os receptivos às dificuldades alheias. Usam a afetividade e a intuição além da análise para encaminhar suas coisas e são mais espontâneos do que os homens que não estão positivamente ligados à Mãe. Por outro lado, a relação pode servir como túmulo se retiver os filhos desnecessariamente. Tais personalidades (masculinas e femininas) guardam o medo do devoramento interno e mostram mágoa e raiva do feminino.

A intensidade emocional caracteriza as reações viscerais que também são estimuladas pelo arquétipo. Estas emoções são fonte de vitalização, mas quando excessivas, caem no pólo contrário, negando a vida. Exemplo disso são as crises puerperais de depressão, as histerias, as somatizações negando a soltura da energia. Os abortos de filhos, de idéias, de realizações culturais e tantas outras coisas não são apenas femininos; psicologicamente, os homens também deixam de manter suas criações quando se separam da força da vida.

DEUSA DA FARTURA ▶

Figura em argila da Deusa, reverenciada na Índia há cerca de 300 anos a.C. Observe-se a postura aberta, receptiva, para que o próprio corpo seja dom e nutrição. Os elementos decorativos da roupa ressaltam linhas de força na yoni, hara e seios. Seu chapéu está recoberto de frutas, pães e vegetais.

Carmem Miranda (1909-1955), cantora portuguesa que levou o samba para Hollywood, popularizou um estilo de turbante com frutas tropicais, usava roupas sensuais e fazia gestos insinuantes para expressar a brejeirice feminina. Estaria assim representando a imagem da Deusa da Fartura.

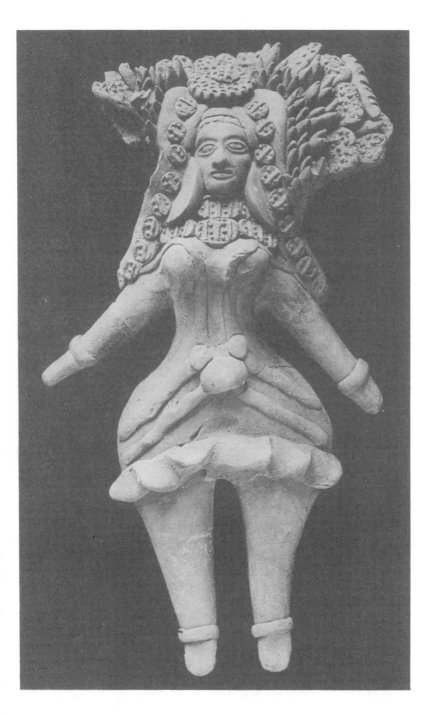

103

O SINAL DE AFRODITE

Magna Dea, a Grande Deusa, foi representada como uma figura feminina imponente, mas também sob o aspecto de uma pedra negra. Como anotou M. Esther Harding, essa pedra sagrada possuía uma depressão oval representativa da vulva feminina. Desde a origem desse simbolismo (na Caldéia, há cerca de seis mil anos), pedras negras com o poder da Deusa e a marca de seu genital foram encontradas em sítios sagrados da Grécia e entre os celtas e os druídas da Europa. Tais pedras continham "o sinal de Afrodite", quer dizer, a cunha impressa em forma de vulva, símbolo de energia magnífica que traz a luz e a vida. A energia presente na pedra negra é um símbolo da densidade emocional e do poder que também foi representado em figuras de deusas dando à luz com a genitália exposta. A cor negra, por sua vez, recebeu interpretações diferentes. Pensou-se que essas pedras viessem do espaço exterior, restos de meteoritos, crença que acentua seu aspecto celeste e transcendente. Segundo Harding, o povo muçulmano acredita que a pedra sagrada de Meca (em cuja direção os devotos dessa fé se voltam três vezes ao dia, sintonizando com o poder de sua cidade santa) está coberta por um véu negro, repousando no centro da mesquita principal. O fato de estar envolta por um véu sugere uma analogia com o segredo que guarda o sexo feminino ainda coberto pelo hímen. Significa também a presença de uma força que não pode (ou não deve) ser percebida apenas racionalmente, permanecendo misteriosa e oculta. Chevalier e Gheerbrant concordam em que as pedras cônicas e escuras simbolizam uma conjunção do superior e do inferior, isto é, o princípio espiritual estabelecido na matéria.

PRAZER DE VIVER

As alegrias no trabalho, na família, a fácil comunicação dos gestos expressivos nas danças, tudo o que dignifica e eleva o prazer de viver faz parte do arquétipo da Grande Mãe. Por exemplo, sua capacidade orgiástica foi cantada em prosa e verso nos mitos de Inana, Shakti, Vênus e em muitas outras versões. Ciclicamente, personagens femininos da cultura contemporânea promovem a reatualização desses valores, que são inerentes à força criativa do ventre.

Em contrapartida, o arquétipo paterno estimula a expansão mental, a capacidade de contato isento de emoções, mais lógico e disciplinado pelo tempo, espaço e regras institucionais. As imagens do Pai e da Mãe são fundamentos da convivência social e não poderiam ser suprimidas, embora na prática exijam esforço constante para harmonizá-las e combiná-las.

Homens intuitivos, acolhedores e mulheres disciplinadas mental e fisicamente, correspondendo-se como seres inteiros que integram suas porções feminina e masculina, serão como deuses. No futuro, inter-relacionamentos conscientes desse tipo farão a dança criativa que desenvolverá um novo estilo de convivência planetária e cósmica.

As sementes da reorganização dos costumes ligados às divindades podem estar começando a germinar. Elinor Gadon avisa que precisamos agora criar novas representações da deusa, inclusive dos seus aspectos como amante e guerreira; assim chegaremos a admitir amplamente que este planeta é da Grande Mãe, assim como nós somos seus filhos. A nova imagem da divindade refeita será "Gaia, a dançarina da vida, cuja canção é Eros, a energia da criação".

7. Egito: do efêmero ao eterno

DEUSES QUE DANÇAM

Quando perguntaram a Isadora Duncan quando começara a dançar, ela respondeu prontamente: "No ventre da minha mãe".
Será que para dançar é preciso muita técnica? Ou qualquer pessoa pode dançar? A dança sagrada, pelo menos, é feita de movimentos que expressam o íntimo da pessoa: quem dança precisa estar solto e querer manifestar a sua vida, sua alegria de viver. Essa associação entre estado de espírito e movimentos do corpo era familiar ao povo egípcio e não exigia uma técnica específica, mas a sabedoria natural da vida. Algumas mulheres egípcias, há mais de seis mil anos, tinham essa sabedoria porque dançavam pela sua deusa, Ísis, e sua filha, Hathor.

Na mitologia egípcia, porém, a dança também esteve associada a uma entidade masculina: Bes, cultuado na XII dinastia (por volta do ano 2000 a.C.), divindade de origem estrangeira. Era representado como um anão disforme, e chegou a ser muito popular. Como descreve a pesquisadora inglesa de mitos universais Veronica Ions[1] no seu livro *Egyptian Mythology*, "Bes era o maior amigo da mulher, ajudando-a no parto e protegendo o recém-nascido. Representavam-no muitas vezes dançando em volta da parturiente, batendo num pequeno tambor e brandindo punhais. O barulho e as ameaças, a sua fealdade e o riso que provocava pretendiam afastar os maus espíritos". Além da concepção, segundo a egiptóloga dina-

---

1. Ions. *Op. cit.*

marquesa Lise Manniche,[2] "Bes era o protetor de qualquer coisa relacionada à vida íntima de uma mulher".
Hathor, porém, era a divindade maior. Era representada, freqüentemente, pela imagem da vaca que carregava o disco solar entre os chifres. Foi cultuada como mulher e mãe e teve sua imagem entrelaçada com a de Ísis em algumas regiões. No interior das pirâmides, Hathor e Bes são vistos em associação com o símbolo hieroglífico *Hbij*, cujo significado é tanto dançar como estar contente.

FILHOS DAS TERRAS PRETA E VERMELHA

Os egípcios chamavam a sua terra Qîmit, que quer dizer "terra preta". Destacavam, assim, a cor da sua região quando molhada pelas águas das enchentes fertilizantes do Nilo. Mas também misturavam o conteúdo simbólico da cor preta com a terra fértil. A terra preta é a mãe telúrica, senhora das forças obscuras, mágicas, do mundo ainda inconsciente. Mas esse aspecto telúrico contrasta vivamente com a vibração das terras vermelhas do deserto. Ali, o Sol é poderoso demais, tão brilhante que cega os olhos, ardência superior que tudo seca e esteriliza. Desse ponto de vista, o Egito simboliza bem a união dos contrários. Tais condições modelaram a psicologia do povo e permearam seu conceito de vida, de sexualidade e de espiritualidade.

G. Maspero,[3] historiador do começo deste século, informa que os egípcios levaram séculos da barbárie ao império, construído dez mil anos antes da nossa era. Quantos milhares de anos se passaram desde a chegada dos primeiros imigrantes às margens do rio Nilo? Os mais antigos documentos são as gravações nas paredes dos monumentos em pedra que registram apenas cerca de seis mil anos de idade. No entanto, eles são tão bem elaborados e combinam com tanta engenhosidade diversas artes, que podemos supor um longo passado de muitos séculos atrás deles. Um poderoso sistema de governo e administração espalhado pelos territórios do Alto e do Baixo Egito levou ao florescimento da civilização desse povo.

É muito provável que a doutrina religiosa, de importância central na organização dos egípcios, tenha servido para aglutiná-los, objetivando as metas do seu desenvolvimento político e social. Mais tarde, na opinião de diversos autores, o mau uso do poder espiritual e a ganância dos seus sacerdotes teria sido um dos fatores centrais que levaram a nação à desordem e à decadência.

---

2. Maniche, Lise. *A vida sexual no antigo Egito*, Rio de Janeiro, Imago, 1990 (ed. orig. inglesa 1987).
3. Maspero, G. *Histoire Générale de l'Égipte*. Paris, Hachette, 1912.

COMO VIVIAM AS EGÍPCIAS

Em geral, as mulheres dispunham a sua vida dentro de limites domésticos, dos quais só podiam sair em determinadas épocas religiosas — nas festas ao deus Amon, em Tebas, por exemplo. Em ocasiões como essa, elas tinham liberdade para contatos sexuais com quem preferissem, sem qualquer preocupação com o casamento. A paternidade era, portanto, incerta, e o vínculo entre o pai e seus filhos era frouxo, sem causar maiores transtornos à sociedade. Não havia família no sentido em que hoje se compreende. A filiação era indicada apenas pelo nome da mãe, sendo essa a única informação precisa, já que os contatos sexuais das mulheres solteiras, nobres ou escravas, não era sujeito ao controle do Estado nem da religião.

O historiador francês Jacques Pirenne,[4] no tratado *Histoire de la Civilisation de l'Egypte Ancienne,* descreve que quando a mulher se punha ao lado de um marido, encontrava-se com outras "esposas", pois ao homem era reservado o direito de ter quantas quisesse e pudesse manter, a começar pelas próprias irmãs.

Mas as mulheres de um mesmo homem tinham diferentes graus de privilégios. As nascidas do mesmo estrato social ou aparentadas do seu marido preservavam a própria independência em assuntos amorosos e sociais. Outras eram concubinas, com menos liberdade do que as esposas. Ainda outras eram escravas e deviam sua sorte ao chefe e protetor da casa. As mulheres de boa condição social e cultural, embora casando-se, tinham casa própria onde reinavam como senhoras. Essas casas lhes eram passadas em herança pela família de origem ou doadas pelo próprio esposo. Ali elas moravam e realizavam tarefas comuns: alimentar o fogo, escolher os grãos, lavar e cozinhar, fazer perfumes, tecer roupas, combinar tinturas para os tecidos.

O cuidado e o ensino dos filhos também era responsabilidade das mães, até a puberdade. Quando o esposo as visitava, era um convidado recebido de igual para igual. Todos os filhos de um pai eram legitimados, fossem da esposa, da concubina ou da escrava. Mas as crianças não recebiam os mesmos direitos. Os filhos das esposas tinham precedência na herança do pai. Na "família" assim composta, o papel da mulher tinha certa qualidade diferente da que assumiu depois e que ainda predomina. Era mais independente nos relacionamentos amorosos e, ainda que casada, permitia-se outros contatos.

---

4. Pirenne, Jacques. *Histoire de la Civilisation de l'Égypte Ancienne.* Neuchâtel (Suíça), Éd. de la Bacconière, 1962.

Duas profissões fizeram parte da vida feminina no antigo Egito: dançarina e musicista. Alguns historiadores acham que as artistas também se prostituíam. A historiadora inglesa Reay Tannahill, em *O sexo na história* (1980), afirma que, além da música, dança e prostituição, não havia autonomia para a mulher do povo. Como escrava ou esposa, porém, ela teria outra opção, cômoda ou difícil, dependendo do homem. Evidências em esqueletos sugerem que as mulheres de classe inferior eram submetidas a intenso trabalho físico, não raro havia sinais de fraturas dos ossos.

MULHER FARAÓ

Durante a XVIII dinastia, de 1505 a 1483 a.C., Hatshepsut reinou como faraó e foi a primeira mulher que usou a dupla coroa, indicando a soberania sobre as regiões do Alto e do Baixo Egito. Muitas mulheres de faraós tinham ocupado um lugar de destaque ao lado dos seus maridos, como Meryet-Nit, mil anos antes, mas Hatshepsut sobressaiu pela expansão comercial e cultural que promoveu.

Quando, depois de breve reinado, o faraó conquistador Tutamosis II morreu, sua filha Hatshepsut assumiu o governo como regente durante a minoridade de Tutamosis III. Ele era um filho que seu marido e irmão por parte de pai tivera com uma concubina. Uma das provas mais evidentes da grandeza de Hatshepsut foi sua habilidade de governar por vinte anos, apesar das disputas pelo poder. Submeteu o enteado e sobrinho, homem inteligente, que depois se tornaria o criador do império egípcio, expandindo fronteiras e a área de influência faraônica — com armas, porém.

Durante os vinte anos do reinado de Hatshepsut como faraó, a expansão militar do Egito foi suspensa. Lionel Casson,[5] professor de História Clássica da Universidade de Nova York, comenta que Hatshepsut abandonou a guerra expansionista da linhagem de seu pai e fez o Egito voltar às atividades pacíficas, como a abertura de rotas de comunicação cultural, o comércio com o exterior, a construção civil e religiosa. Não fez a mudança sozinha, mas contou com a ajuda de partidários, entre eles um alto funcionário, ministro das obras públicas, que entre outras atividades teve a seu cargo a construção do templo mortuário da soberana, em Deir El-Bahri. Como seu assistente de confiança, Sennut aproveitou-se e mandou fazer esculturas de sua própria imagem no interior do templo real. Sua tentativa para participar da bem-aventurança eterna da rainha foi, en-

---

5. Casson, Lionel. *O antigo Egito.* "Biblioteca de História Universal Life", Rio de Janeiro, José Olympio, 1972 ed. orig. inglesa 1965).

tretanto, descoberta. Por isso recebeu um duro castigo: Hatshepsut mandou mutilar seu túmulo, quebrar-lhe o sarcófago e apagar suas imagens.

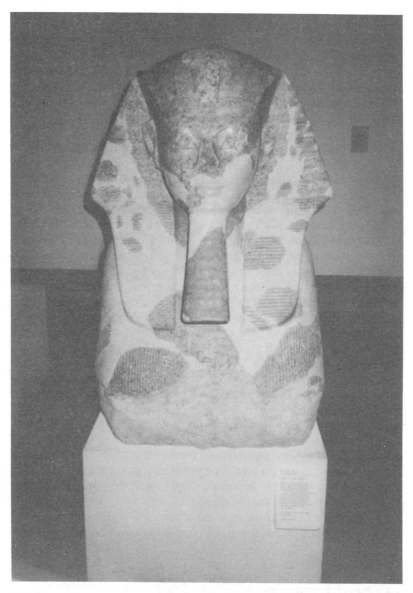

Hatshepsut, com a barba postiça, condizente com a função de faraó.

Essa mulher faraó deve ter enfrentado muitas outras ousadias por parte de seus opositores. As representações de Hatshepsut ora mostram-na bela e radiante como mulher, ora usando os atributos masculinos da realeza. Em algumas imagens, chega a usar a tradicional barba postiça dos faraós.[6] Finalmente, quando Tutamosis conseguiu o apoio necessário, destronou-a, mandando apagar seu nome onde quer que estivesse, inclusive nos grandiosos monumentos erguidos por ela. Uma vez no comando, ele se voltou para a conquista da Palestina e da Síria, como fizera seu avô. Outros nomes de mulheres fortes nos antigos registros egípcios incluem Nefertiti, Arsinoe, Berenice e Cleópatra. Elas participaram da vida pública e deixaram sinais da sua presença na história do povo.

DANÇANDO NA VIDA E NA MORTE

As cenas do mundo egípcio ficaram nos afrescos, cujas cores vivas despertam a curiosidade de quem visita os túmulos dos nobres, dos altos dignitários da administração e dos sacerdotes. Em várias representações, vêem-se o casal, os filhos e os servos. Nos banquetes há mulheres dançando. Há homens lutando, caçando, escravos construindo casas e tumbas. E cenas de orquestras femininas, com harpas, flautas, liras, tamborins e dançarinas nuas. Em um deles, em Tebas, escreveu-se: "Toma e bebe. Celebra este belo dia na tua casa da eternidade". Outro texto diz: "A alegria de ver boa comida, música, dança e canções... cheirando o perfume do lótus, do pão e da cerveja, o vinho, as tâmaras e iguarias finas presenteados para o Ka (alma) do senhor, prefeito da cidade, e sua amada esposa, dona de sua casa, estando com ele".[7] Nas procissões dos funerais havia danças com movimentos acrobáticos, acompanhadas com palmas e balanço dos braços. Todos os gestos carregavam um simbolismo, que ensinava as relações entre a vida e a morte.

Como, para os egípcios, a morte era "uma passagem para o outro lado", não havia lugar para tristezas a esse respeito. Os ensinamentos profundos sobre os mistérios da vida e da morte foram adaptados para uma linguagem comum e proporcionaram a coesão no bem-estar do povo. Os afrescos pintados nos templos e nos monumentos representavam apenas aquilo que os não-iniciados poderiam conhecer. As lições mais profundas só eram conhecidas pelos iniciados nos mistérios de Ísis e Osíris, longe dos olhares curiosos, nos recintos mais

---

6. Hatshepsut teve sua vida romanceada pelo escritor Francis Sèvre (*A faraona de Tebas*, ed. bras. Mercury, 1991) sem que este lhe fizesse justiça. Ora a trata como neurótica, ora como louca, em narração repetitiva recheada de fantasia tola.
7. Casson. *Op. cit.*

internos das pirâmides e dos templos. Em Abidos realizavam-se anualmente grandes festivais, nos quais as procissões iam até a entrada do templo, onde somente alguns podiam entrar. Ali, sacerdotes e sacerdotisas realizavam o culto e atualizavam os sagrados mistérios da morte e do renascimento de Osíris.[8]

É muito possível que a dança sagrada feminina fizesse parte dos mistérios de Ísis. As mulheres que eram sacerdotisas e dançarinas preparavam-se para entrar em contato com a Deusa, através de sacrifícios, jejuns e, finalmente, da dança sagrada. Embora conservando a forma e os movimentos, houve um tipo de dança que podia ser feita fora dos templos. Justamente era aquela realizada nos salões e nas ruas, que guardava alguma semelhança com a primeira, mas como uma expressão mais simples da graça feminina e sua sensualidade. Foi principalmente esse tipo mais popular que hoje se espalhou com o nome de dança do ventre egípcia.

TEATRO

Para os historiadores, os egípcios também foram os introdutores do teatro. Nos festivais de Abidos, a morte e a ressurreição de Osíris eram apresentadas com música, texto, dança e uma equipe de homens e mulheres que não tinham problemas em ser atores, dançarinos e sacerdotes. De acordo com Maribel Portinari, os egípcios teriam sido os primeiros a conceber uma notação gráfica da dança, justamente com a finalidade de preservar a estrutura dos mistérios de Ísis e Osíris.

Não se pode evitar a comparação com os ritos cristãos da era moderna, nos quais só os homens realizam os papéis da encenação dos mistérios sagrados. E, apesar de haver texto e representação, seus movimentos parecem tão codificados e reduzidos que resultam vazios, sem sentido à visão do crente. Pode-se imaginar os sacerdotes de hoje dançando, imitando os movimentos naturais das cobras, do tigre ou do cavalo? Ou das forças naturais como o fogo, o rodopio do vento, o ruído das águas? Pois era assim que os antigos ensinavam à população do Egito como o deus habitava nos fenômenos da natureza, tanto quanto no corpo de cada pessoa. O povo, assim convencido, construiu uma civilização até hoje estreitamente ligada ao inconsciente da humanidade. Cabe a nós utilizarmos a intuição para compreender a sabedoria alcançada pelos antigos, e em particular a do povo egípcio. Quase nada é apenas o que parece ser. O mítico permeou o concreto, a alegoria extravasou os signos mais comuns. Como a vaca, por exemplo.

---

8. Brunton, Paul. *O Egito secreto*. São Paulo, Pensamento, 1976 (ed. orig. inglesa sem data).

CABEÇA DE VACA

Se hoje pode parecer estranho uma deusa ser reverenciada na figura de uma vaca, há seis milênios as formas dos animais serviam para ensinar parte dos mistérios de Ísis e Osíris ao povo egípcio. Os eleitos foram além, conheceram mais, praticaram exercícios respiratórios e de concentração, até mesmo passando por estados alterados de consciência em que experimentavam um tipo de "morte".

Essas situações, vividas por quem se dedicava ao estudo dos mistérios, eram uma espécie de dissociação psíquica, na qual a pessoa ficava desperta, mas não controlava o corpo nem os pensamentos. Constituíam verdadeiros mergulhos ou vôos no inconsciente coletivo. Podia-se também viver um "transporte" para outros lugares e outras dimensões, com visões que expandiam a condição mental. Durante esses momentos, as pessoas ficavam como se estivessem mortas, até que os instrutores as trouxessem de volta, o que significava uma forma de renascimento.

DEUSA HATHOR

Espelho de bronze com o cabo talhado em forma de cetro de papiro, e cabeça da deusa, com testa flanqueada por orelhas e chifres de vaca. O seu nome provavelmente significa "casa da face" e está relacionado com o amuleto de cabeça de vaca. Hathor presidia a beleza das mulheres, a música, a dança e o amor.

VACA E TOURO SAGRADOS

A docilidade da vaca, sua dádiva como alimento e o desapego dos seus "produtos" representam qualidades que foram atribuídas como desejáveis à personalidade feminina. Por isso, Hathor foi modelo para a mulher egípcia, estimulando a desinteressada contribuição dos seus dotes sensuais, artísticos e espirituais para o bem-estar da comunidade (e não só do marido, filhos e parentes). Osíris também foi venerado com os atributos de animais, especialmente o touro. Tinha o disco solar entre os cornos e era, sob essa forma, uma divindade funerária. Seu ritual se realizava em Mênfis, numa grande festa em que eram reconstituídos os passos de sua morte, despedaçamento e ressurreição. O Touro-Osíris simbolizava o papel do deus como mediador entre os vivos e os mortos, ou também entre a vida da consciência e o mundo inconsciente. Registrava, ainda, que a força criadora atribuída ao touro podia atuar nos submundos. Essa expansão mostrava o vigor da potência masculina e sua capacidade de penetração e de iluminação até nos espaços infra-humanos.

Ora, poucos poderiam atravessar a cortina do medo e ficar lúcidos depois dessas tremendas experiências. A grande maioria seguia os padrões habituais, confiando na palavra dos líderes, cujo poder crescia com a fé. Mas tanto os hierofantes (sacerdotes máximos) como os faraós eram iniciados nos mais elevados mistérios sagrados. O faraó era considerado um deus vivo. A iniciação das mulheres era levada até certo ponto e, a partir daí, somente alguns homens avançavam. Houve, porém, mulheres excepcionais que conseguiram atingir os graus elevados de sabedoria e domínio da energia vital. O que era simbolizado na vaca com o disco solar.

Ísis foi também cultuada como uma mulher com a cabeça de vaca. Nessa forma é Hathor, a deusa do amor e da dança: uma fusão de símbolos que traz uma noção preciosa para o nosso tempo.

Segundo a mitologia egípcia, Maat, o princípio do equilíbrio e da harmonia (que era tão imaterial e leve como uma pena), propôs a Ísis que renunciasse à sua cabeça humana e vivesse com a de uma vaca. Chocada, Ísis recusou. Nada do que tivesse feito merecia tamanho castigo. Porém, pela mão do seu filho Hórus, Ísis teve a cabeça decepada e depois recebeu a de uma vaca. O princípio do equilíbrio é soberano e opera acima dos desejos de Ísis. Essas atuações obedecem às leis de compensação impessoais e transpessoais. Ísis não teve outro jeito senão aprender a expressar-se através da vaca.

À primeira vista, pode-se pensar que a deusa foi degradada, desvalorizada. Afinal, "perder a cabeça" é cair nas emoções, agir irracionalmente, soltar os instintos, o terror da loucura. No entanto, na linguagem simbólica, a cabeça de um animal ligada ao corpo humano indica o domínio das forças subumanas atribuídas àquele animal. Assim, a figura da deusa com a cabeça de vaca significa que Ísis passou por uma iniciação. Ou seja, trata-se de uma aquisição mental e espiritual. E o ponto-chave dessa imagem está no alcance dos valores da Grande Mãe como senhora dos animais, dos mundos infrahumanos, regente dos subterrâneos espaços da mente e da terra. Cada iniciação é a passagem de um estado de consciência para outro, mais amplo e superior. As iniciações sempre abordam o nascimento, a loucura e a morte, que na verdade são experiências análogas.

Na iniciação, o eu perde o controle dos atos, dos pensamentos, confunde o subjetivo e o objetivo. É a ultrapassagem dos limites em que vivem os comuns mortais, em termos psicológicos modernos. Saber se a pessoa "volta" da sua extraordinária (fora do comum) viagem e consegue organizar-se a ponto de criar e comunicar-se com os outros é a incógnita. Mas é possível. E a figura de Ísis com a cabeça de vaca, ou de Osíris com a de touro, mostravam de maneira bem pictórica — ao gosto concreto e extrovertido dos egípcios — que "podia dar certo". Morrer ou "ficar fora de si" eram etapas da vida. As pessoas não voltavam à mesma vida de antes, estavam renovadas.

PARA ALÉM DOS OPOSTOS

Para abrir as portas a uma vida nova, porém, é preciso que a responsabilidade consciente, egóica, supere o orgulho racional e aceite o princípio maior do inconsciente. No dizer junguiano, o eu pessoal abre-se ao contato com o si-mesmo. Jung disse, mais de uma vez, que não somos nós que temos o inconsciente, é o inconsciente que nos tem. Trata-se de uma maneira de alertar que as verdadeiras luzes do espírito humano sempre estiveram presentes através das eras, e em diferentes culturas puderam iluminar aqueles que superaram as dualidades corpo/mente, profano/sagrado, feminino/masculino.

A vaca não foi sagrada apenas no Egito. A Mãe nutritiva e fecunda também era reverenciada nesse animal entre os sumérios, os povos da Índia e os chineses. Afrodite, deusa grega do amor e da beleza, que havia assimilado os atributos da deusa egípcia Hathor, também foi associada à vaca em algumas regiões.

A figura de Ísis-Hathor no panteão egípcio representa, pois, uma síntese de qualidades psicológicas que só as mulheres acima da média conseguiam alcançar. Estas eram as prostitutas sagradas (hieródulas), parcerias do Touro-Osíris, treinadas na arte do amor e da dança. Como sua Deusa, elas queriam alcançar a sensibilidade artística e a alegria que vem do prazer sensorial e do prazer estético. Por isso, as mulheres filhas de Hathor eram educadas nos templos, onde aprendiam música, canto, dança, pintura e a doutrina sagrada. Essa conjunção dos aspectos naturais e instintivos da personalidade feminina com um desenvolvimento mental superior facilitava a experiência de um mundo mais harmonioso e equilibrado. E, desse modo, dentro do destino que Maat propunha aos seres humanos, qual seja, a superação dos excessos unilaterais pela sabedoria do amor.

CASAMENTO SAGRADO

A possibilidade de alcançar a "sabedoria amorosa", superior aos apegos românticos, é representada no disco solar entre os cornos de Hathor. O Sol em sua cabeça revela a grandiosidade do seu mana, ou luz celestial. E mais ainda: Hathor tem-no *acima* da cabeça. Essa representação indica que a deusa coligou-se com Amon, com o mais elevado princípio mental. Por isso, especialmente nas imagens de Hathor com corpo feminino e cabeça de vaca, o disco solar entre os cornos estava representando o casamento sagrado (*hieros* = sagrado + *gamos* = casamento).

Os cornos têm a forma da lua crescente, símbolo muito comum do princípio de fecundidade feminino. Trata-se, portanto, da união psicológica das luzes do Sol e da Lua, transcendendo a aparente dualidade entre dia e noite, masculino e feminino, racional e irracional e, também, entre consciente e inconsciente. Para perfazer, afinal, a maravilha da criação.

O hierosgamos, como aponta Jung,[9] indica um elevado desenvolvimento fisiopsíquico. Implica longo treinamento das funções corporais sob o domínio dos ideais elevados de transcendência mental e espiritual. Esse é o movimento de união interior, chamado de várias maneiras em diferentes sistemas psicológicos e espirituais que pretendem lançar e construir uma comunicação, uma ponte entre a Terra e o Céu. Essa ponte não era abstrata para os seguidores de Ísis e Hathor. Concretamente percebida no corpo, ela podia ser construída pelo autoconhecimento. Todas as mulheres poderiam ser como a Deusa se unissem a sua natureza instintiva e sensual com os ideais divinos e luminosos do disco solar. Como? Hathor dava a

---

9. Jung, C.G. *Vision Seminars*. 2 vols., Zurique, Spring Publications, 1976.

resposta: através do amor, da dança e da verdadeira alegria interior. No auge da civilização egípcia, a mulher teve permissão social para chegar a esse nível.

MITO DE ÍSIS E OSÍRIS

Viva e familiar, não só no Egito como nos mundos grego e romano, o mito de Ísis e Osíris teve seu período de apogeu e depois ficou aparentemente no inconsciente.

C. G. Jung foi buscá-lo para falar do símbolo da espiritualização humana. Em seu trabalho *Símbolos da transformação* há um detalhe de compreensão relativamente difícil. Em versões de outros autores o detalhe é omitido. É provável que certos aspectos do mito de Ísis e Osíris tenham ficado obscuros até para alguns especialistas em história e mitologia, que foram eliminando os pontos não utilizáveis e, assim, dão para o belíssimo desfecho desse mito uma versão no estilo "maquiado" do cinema americano.

Esse detalhe (que nos foi passado pelo grego Plutarco, em 120 d.C., segundo Lise Manniche) descreve a recriação do membro masculino de Osíris por Ísis, sua mulher e irmã. Depois de esquartejado por Set, seu irmão, Osíris é simbolicamente enterrado e dado como morto. Ísis, porém, não submete sua paixão ao já ocorrido e sai à procura dos pedaços do companheiro. Reconstitui todo o corpo de Osíris, com exceção do falo, que não consegue encontrar. Com a madeira de uma árvore sagrada, modela um membro e assim restitui Osíris à vida como um novo homem.

Ísis e Osíris podem ser considerados um par sagrado, uma unidade em dupla manifestação: masculina e feminina. Quando Ísis recria Osíris, ela usa o poder da Grande Mãe, deusa primordial que é sempre feminina. Por outro lado, o esquartejamento de Osíris pode ser comparado ao relato dos xamãs siberianos, à descrição dos iogues e aos pesadelos de muitos ocidentais de nossos dias. O romeno Mircea Eliade,[10] pesquisador da história das religiões, interpretou o esquartejamento como uma transformação da identidade adquirida. Refere-se a esse tema em *Mitos, Sueños y Misterios*, sobre a morte simbólica daquele que se inicia nos mistérios sagrados e perde a sua antiga identidade mundana, tornando-se um novo homem, com novo nome e características superiores, que inclusive guia o seu povo.

Na passagem do velho para o novo, o homem-deus Osíris perde seu membro masculino e tem de receber um outro. Isso é de profun-

---

10. Eliade, Mircea. *Mitos, Sueños y Misterios*. Buenos Aires, Compañia General Fabril Editora, 1961 (ed. orig. francesa 1955).

da importância, porque o homem iniciado, que enfrentou a morte e dela retornou, não é mais um ser humano "como os outros". No mais direto símbolo de sua potência viril, ele não está mais submetido às leis biológicas da procriação. Seu falo será instrumento para os altos poderes que sua alma agora possui.

MADEIRA SAGRADA

A madeira sagrada é também símbolo de espiritualidade. Os alquimistas da Idade Média ainda mostravam essa simbologia associada à elevada ligação que o homem consciente da própria espiritualidade mantém com a Terra Mãe. E, conseqüentemente, com a mulher, sua irmã, amante, companheira e mãe.

O homem novo, que é Osíris ressuscitado, vive em *coniunctio*, ou seja, em união mística com a mulher, mas não a possui. Ambos estão em conjunção, não há possuído nem possuidor. Os mitos representam esse homem deitado de costas na terra, de frente para o Céu, para onde cresce a força da sua virilidade como uma árvore cresce para o alto. A terra o sustenta e alimenta, mas não limita o seu desenvolvimento. Esse novo Osíris, que muitas vezes aparece como semelhante ao seu filho Hórus nas versões do ritual egípcio, é o "homem novo nascido do velho", capaz de gerar para o céu, em vez de gerar para a terra. Esta, agora, é vista como a matéria que arrebata e pode prender o espírito.

Há referências ao simbolismo do mito como representação do ciclo natural de inverno e primavera, ligado às vazantes e às cheias do Nilo. Osíris é tomado, então, como deus da agricultura e Ísis, como mãe da terra, capaz de fazer renascer os campos com a sua umidade. O húmus deixado pelo grande rio, ao se espraiar sobre as terras secas do deserto, e as águas das chuvas que ciclicamente desciam das cabeceiras permitiam a evolução da civilização egípcia e mantêm a sua agricultura ainda hoje. Essa forma de compreender a origem do mito, porém, reduz aos processos terrenos o simbolismo da morte e ressurreição.

Do mesmo modo, embora se saiba que o nascimento de Cristo é comemorado no solstício de inverno porque ele *também* representa o deus solar da recriação após a morte da natureza, não nos ocorre reduzir a esse fator toda a sua importância psicológica para a humanidade cristã. Jesus, o Cristo, também permanece como "aquele que renasceu da morte" e assim criou a possibilidade para que outros, homens e mulheres, façam o mesmo. Para a nossa mentalidade, alimentada pelo mito de Cristo desde a infância, pode parecer heresia associar o sentido da morte e ressurreição do filho de Deus aos ciclos de inverno e primavera.

Mas se pudermos por alguns minutos nos sentir como parte integrante da biosfera que nos mantém vivos, veremos lucidamente que não há diferença nas interpretações propostas: os ciclos da natureza e os ciclos da evolução psicológica e espiritual do ser humano se correspondem. Enquanto estamos a caminho dessa união entre interior e exterior, porém, é preciso afirmar que a morte e a ressurreição de Osíris não pode ser admitida como mera parábola do ciclo de cheias do rio Nilo.

ÍSIS

Pensemos, agora, no papel de Ísis na evolução do mito. Conforme Erich Neumann,[11] Ísis representa "a maior figuração do princípio feminino" entre as grandes deusas da Antigüidade. Se considerarmos que esse princípio é uma energia criadora que se manifesta em qualidades e valores, tanto na psique do homem como na da mulher, então compreenderemos que Ísis foi excepcionalmente feminina. Possui uma grandiosidade reconhecida por seus devotos, como a de fazer os milagres que o poder da Grande Mãe pode proporcionar.

No esforço de procurar o seu amado, ela ensina que a mulher, de certo modo, recria o homem — melhor dito, que nasce dela a energia de transformação dos homens.

Seja como mãe ou amante, a mulher pode gerar, unida ao companheiro, para o bem da comunidade. Não se trata apenas de filhos biológicos, mas sobretudo da possibilidade de gestar, conscientemente, obras voltadas para o social, para a elevação psicológica de outras pessoas, além do círculo familiar.[12]

---

11. Neumann, E. *The Great Mother. Op. cit.*
12. O nome Ísis deriva do fogo e da serpente, aponta Jurgis Baltrusaitis (*La Quête d'Isis, op. cit.*). A estrutura fonética do nome da deusa egípcia se liga ao sopro e ao ruído do fogo. "Coloque um ferro ardente na água, a água grita, e isso é um som is-is. A serpente também emite is-is" (p. 22). A propósito da redescoberta do culto de Ísis e da egiptologia, o autor afirma que foi sob o entusiasmo da Revolução Francesa que se aceitou popularmente a religião egípcia. Ísis estava presente, por exemplo, no projeto de arquitetura da Fonte da Regeneração, erguida próximo à Bastilha. A inauguração da fonte ocorreu em meio a grande festa popular, no dia 10 de outubro de 1792. Na Fonte da Regeneração via-se uma grande figura de mulher sentada, com inumeráveis seios, por onde saía água pura. Outros fatos geraram grande polêmica sobre os antigos cultos de Ísis na França: importantes documentos arqueológicos apontam que houve um santuário dessa deusa na Île de la Cité, área central de Paris. Mais ainda, a própria catedral de Notre Dame não apenas foi construída sobre aquele local, mas guarda ainda detalhes significativos da Dama dos Egípcios nos vitrais e no projeto estrutural do templo. A imagem da Virgem recorda intimamente a conhecida escultura Ísis com Hórus, conclui o pesquisador, que indica também outros sinais de natureza astrológica que confirmam a correlação entre Ísis e a Virgem Maria.

ALCANCE PSICOLÓGICO DO MITO

Um dos trabalhos de Neumann, *História da origem da consciência*,[13] destaca o mito de Osíris e Ísis como um marco na aquisição psicológica da humanidade. Ele fez comparações que, de certo modo, confirmam as já mencionadas aqui, acrescentando grande riqueza de detalhes comprobatórios da tese de que Ísis e Osíris são um símbolo da possibilidade de transcendência da sexualidade humana, hoje.

A elevação condizente com uma eficaz coligação dos opostos masculinos e femininos teria, segundo Neumann, que se basear na passagem da consciência do estágio concreto para o simbólico-espiritual. Do modo redutivo de encarar o corpo e as funções somáticas, para a visão superior que tiveram Ísis e Osíris. Sobre o sentido do mito, afirma ele: "Na história de Osíris deparamos com a primeira auto-representação do processo de transformação da personalidade, associado estreitamente à revelação do princípio espiritual e da sua distinção do princípio da vida e da natureza".

Osíris é um deus da fecundidade, mas além disso é aquele que não morre completamente: ele permanece. Como um paradoxo, ressalta Neumann que ficou marcante no seu nome: Osíris: "a múmia de membro longo". Assim, ensinava-se ao povo que Osíris tinha uma fecundidade superior, a do espírito eterno. Ísis engravidou, então, de um Osíris morto. Tendo modelado para ele um falo de madeira sagrada (ou seja, um falo de culto ritualístico), Ísis gesta e dá à luz Hórus, o novo Osíris.

Em sentido paralelo, E. A. W. Budge,[14, 15] pesquisador da mitologia egípcia, em *Egyptian Religion* (1889), comenta o Livro dos Mortos, ressaltando que o símbolo de Osíris cresceu de uma estilização do seu osso sacro. A coluna *Djed*, o símbolo mais comum desse deus, é uma representação combinada da sexualidade e da espiritualidade reconhecida no ato da fecundação. A parte mais baixa da espinha dorsal, segundo se acreditava, seria a sede da virilidade. O sacro de Osíris foi colocado sobre uma coluna de madeira sagrada, elevado do chão e associado ao símbolo da coluna, que é a solidez e a permanência.

Desse modo pode-se avaliar a importância do mito, que representa um deus como "falo elevado", em que masculino e feminino

---
13. Neumann, E. *História da origem da consciência*. São Paulo, Cultrix, 1990 (ed. orig. alemã 1968).
14. Budge, Wallis E. A. *A religião egípcia*. São Paulo, Pensamento/Cultrix, 1990 (ed. orig. inglesa 1889).
15. Budge, Wallis E. A. *O livro egípcio dos mortos*. vol. 1, São Paulo, Pensamento, 1990 (ed. orig. inglesa 1923).

estão coligados. O tronco de árvore usado por Ísis para modelar o membro de Osíris, complementa Neumann, era consagrado à Grande Mãe, a deusa Astarte, e fora retirado de seu palácio em Biblos, na Fenícia.

Os mitos cristãos não apresentam casais criativos do porte de Ísis e Osíris. No ideal católico, por exemplo, a sublime união sagrada, que gera para o bem da humanidade, foi representada pela relação entre Cristo e sua Igreja, como esposa.

Mas a Igreja é uma instituição regida e administrada por sacerdotes homens e que se afastou bastante do princípio feminino em seus rituais e práticas. O desprestígio cultural da mulher acompanhou essa descaracterização do sagrado. A mulher perdeu suas virtudes e, quanto mais se envolvia com a dança, a música e a alegria da vida, menos se parecia com a mãe de Cristo. Pois essa Mãe nos foi retratada como assexuada, às vezes sublime, porém severa. Muito menos esposa e companheira do que precisamos e podemos ser hoje. Houve, portanto, uma limitação no espírito feminino, que precisa de melhores cuidados e de superação.

A presença de Ísis, que foi irmã (quer dizer, colega, colaboradora, amiga), amante e mãe do seu próprio companheiro, estimulava outras disposições interiores nas mulheres. O trabalho de Ísis foi de compromisso com a vida, e assim ela ficou respeitada no maior culto a uma divindade feminina conhecido, até o primeiro milênio desta era.

Mas a imagem de Ísis está viva e ainda pode mobilizar conteúdos internos, como no sonho de Almira.

Diana de Éfeso

Diana, deusa da caça e dos animais, teve muitas representações. Para destacar sua condição de senhora da abundância e da regeneração, doadora do leite divino, os habitantes de Éfeso (Grécia) esculpiram sua imagem com múltiplos seios. Há quem diga que não são seios, mas testículos de touro, animal consagrado à deusa e seu correspondente masculino. Essa imagem existia em dois materiais: alabastro e bronze, um branco e o outro preto, mostrando as qualidades luminosa e obscura relativas à Deusa.

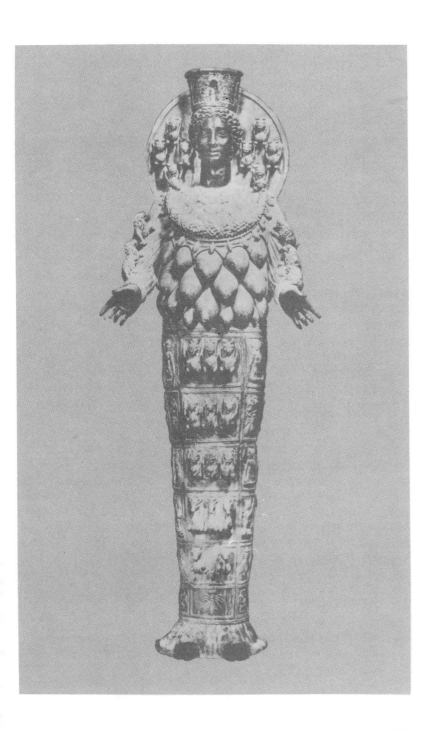

123

8. O sonho de ser odalisca

SONHO

A dúvida sobre a natural espiritualidade humana sempre atrasou e amordaçou. Refiro-me à falta de atenção cuidadosa aos fatos da vida psíquica. O espírito criador e a luz interior manifestam-se como idéias, disposições e imagens sempre que a parte consciente da personalidade permite.

No percurso do desenvolvimento de cada um de nós, há momentos em que o *self* propõe transformações. Como a palavra indica, são mudanças de forma. No mundo interno, porém, essas transformações são visíveis na nova organização dos gestos e das posturas e nas disposições afetivas sugerindo que a pessoa se dirige para outros rumos, abandonando os modelos já ultrapassados. E a aquisição de um nível mais elevado de consciência é sempre um período crítico.

O nascimento da nova organização na vida, assim como a dúvida e o medo que o acompanham, estavam no sonho de Almira, uma moça de 30 anos com quem tive a oportunidade de trabalhar. Ela trazia uma longínqua ascendência de mouros. Ouvira falar da dança do ventre, mas não a praticara. Certa noite, sonhou que era uma odalisca, servida por outras duas mulheres. Tinha um trono à sua disposição, mas não se sentou nele. Era muito bonita e gostava de homens jovens para satisfazer sua sexualidade. De repente, apareceu diante do trono uma figura masculina forte e vigorosa, lembrando Cristo. Ao lado dele havia uma mulher sentada, com as pernas cruzadas, usando uma venda ou véu transparente no rosto, e com um livro no colo. O homem se dirigiu a Almira: "O que você está fazendo com os meus jovens?". A sonhadora estremeceu. Sentiu-se tola, fútil e vaidosa. Parecia ser ainda uma adolescente. Olhava o trono e se perguntava: "Afinal, é um trono ou uma cadeira?".

TRONO

Trata-se de um sonho em que o inconsciente de Almira lhe proporciona uma oportunidade de elaborar o que está acontecendo em sua vida. Aparecem com nitidez as características de um conflito, sem condenação, mas agora lhe sugerindo um caminho. A saída aparece na questão final, que sintetiza o eixo do sonho: sentar ou não no trono que está preparado para ela.

Sentar no trono é o equivalente a assumir, com toda a dignidade, o papel de mulher que conhece a própria origem "divina". O trono é um dos símbolos do arquétipo da Grande Mãe e representa o chão, a terra e a propriedade. As deusas lunares freqüentemente aparecem sentadas, indicando que reinam sobre toda a criação. O símbolo do trono destaca também o caráter sedentário do princípio feminino e sua passividade, como expressou Neumann: "Onde a deusa permanece, o seu centro de gravidade a atrai para baixo, ao encontro da terra, e esta, em sua totalidade e imobilidade, é o 'assento' da raça humana. A Grande Mãe sentada é a forma original da 'Deusa Entronizada' e também do trono como objeto de culto e de autoridade".[1]

A dúvida do sonho — se aquilo era um trono ou uma cadeira — refere-se à qualidade superior da proposição que se apresenta ao consciente de Almira. Considerá-lo uma cadeira reduz o alcance luminoso, o caráter sagrado, transpessoal, divino ou arquetípico da opção existencial que está sendo proposta. Entretanto, cadeira ou trono são objetos que simbolizam a atitude sedentária de aquietamento, da mãe que acolhe em seu colo uma criança. O colo da mulher é o regaço formado pelas coxas, os seios macios e o ventre quando está sentada. Essa imagem é universal e comparável à do vaso como expressão da receptividade.

O trono já foi objeto de culto em várias culturas e não são poucas as referências a tronos gigantes, encontrados em regiões africanas e mediterrâneas. No estilo da cadeira *bergère*, com braços e encosto estofados e amplos, ainda permanece a imagem do colo acolhedor e maternal que recebe o bebê para dormir.

A atmosfera do sonho é estrangeira não só pela figura inicial da odalisca, mas pelo destaque do trono e pelo par que se apresenta

---

1. Neumann, E. *The Great Mother. Op. cit.*

à sonhadora, a própria deusa sentada, com os seus atributos sagrados: o véu e o livro, ou papiro. Suponhamos que esse "par real" seja a imagem de Osíris e Ísis. Não é por acidente que a maior de todas as deusas-mães dos cultos primordiais era chamada Ísis, nome que significa "o assento", "o trono". Ela reinava sobre as terras do Alto e do Baixo Egito, caracterizadas na sua dupla coroa.

DESPERTAR

Almira, como outras mulheres, conheceu o amor de modo confuso e atribulado. Saindo de um relacionamento amoroso, precisava elaborar — quem sabe, perdoar. Recorreu à análise. Sua vida estava mais monótona, criara-se um vazio: poucos relacionamentos, poucos amigos, nenhum namorado.

Esse sonho é uma compensação ao descrédito por si mesma e pelos homens. Decepcionou-se numa primeira experiência importante e não tinha elementos para compreender como ela própria havia participado de todo o processo. Atribuía ao outro o insucesso do namoro, acreditava-se vítima da sedução do rapaz. Mas o sonho veio mostrar-lhe o outro lado.

Para nós, brasileiros, os deuses e objetos de países distantes representam os valores psicológicos esquecidos ou os conteúdos ainda estranhos e desconhecidos para o ego consciente. Aqui e agora, Almira é uma pessoa que não se valoriza, porém no inconsciente é quase uma rainha, bela odalisca.

SINAIS DOS MISTÉRIOS

Os ritos sagrados de iniciação ao conhecimento profundo da origem das coisas e sobre o domínio das forças naturais receberam o nome de "mistérios". Eram uma realidade vista além das aparências, um saber oculto à maioria das pessoas e ensinado às que pudessem entendê-lo. A dimensão oculta da energia despertada pela relação sexual estava entre os ensinamentos sagrados. No sonho de Almira, o véu transparente alude aos mistérios de Ísis.

A venda nos olhos é parte desse simbolismo, lembrando tanto a figura de deusa da justiça, como outra idéia que considero mais adequada ao contexto do sonho. A venda indica que a mulher sentada não está lendo o livro no seu colo. Ela "lê" ou estuda a si mesma. Essa é a proposta do "conhece-te a ti mesmo". Venda ou véu transparente, assim como cadeira ou trono, são modulações dos mesmos conteúdos essenciais.

O livro no colo está no lugar da criança, que a imagem maternal poderia sugerir. Além da óbvia interpretação do estudo, da vocação intelectual, há outro modo para compreender essa imagem: a descrição da mulher sentada lembra em quase tudo a prancha 2 do tarô egípcio.[2]

A segunda carta do tarô é a Papisa ou Sacerdotisa. Ela é a mediadora entre os deuses e os homens, a que conhece as tradições ocultas, a grande mestra iniciadora nos mistérios de Ísis. Representa a gnose, ou o conhecimento não atribuído às instituições formais, a sabedoria que não é comumente aceita, porém verdadeira à luz de uma ordem transpessoal e impessoal. A Papisa na carta 2 do tarô é Ísis.[3] E o sonho de Almira alude a essa poderosa figura feminina arquetípica, familiar às mulheres de seis mil anos atrás.

Trata-se de um sonho no qual a própria deusa e seu consorte divino aparecem a uma jovem contemporânea para questioná-la sobre o que está fazendo com a sua sexualidade. A palavra é um atributo do Logos, princípio masculino. Assim, não parece estranho, mas natural, que seja o deus a verbalizar a questão: "O que você está fazendo com os meus jovens?". Essa voz forte e vigorosa fez Almira estremecer. Faz lembrar a voz ouvida por Paulo de Tarso no caminho para mais uma perseguição aos judeus: "Por que me persegues?".

A odalisca é bonita e serve-se dos homens jovens para satisfazer a sua sexualidade. Contra essa atitude de uso do corpo e da energia sexual sem vínculos mais profundos e em proveito próprio, insurge-se o deus. E a faz tremer. Ela então sente-se uma adolescente, isto é, cerca de quinze anos mais nova. Em seguida, nota que é fútil e vaidosa: uma chamada à responsabilidade. O momento do confronto com a força de sedução é delicado e difícil. Afinal, que força é essa, que parece possuir a mulher para arrastar e dominar o homem?

---

2. Egypcios Kier, Tarot Deck, U.S. Games Systems, Inc., Buenos Aires, Ed. Kier, 1984.
3. Mebes, G. O., em *Arcanos Maiores do Tarot* (trad. do original russo feita por um grupo paulista e Marta Pécher, São Paulo, 1980), afirma que o nome oculto da segunda lâmina do tarô é Gnosis (conhecimento) e a descreve: "No primeiro plano vemos uma mulher sentada. Sobre a sua cabeça há um adorno de chifres e a lua cheia. Seu rosto está coberto por um véu semitransparente, no regaço ela segura um rolo de papiro (às vezes um livro) meio encoberto pelas pregas da ampla vestimenta". Esse arcano indica a importância do estudo aprofundado do binário: princípio masculino e princípio feminino. Mebes também informa o método que prevalece nesse estudo: a Lei das Analogias, cuja fórmula nos versos da Tábua Esmeraldina expressa: "O que está embaixo é semelhante ao que está em cima, e o que está em cima é semelhante ao que está embaixo para perfazer as maravilhas da coisa única" (pp. 22 e segs.). Assim, o Arcano II nos lembra as dualidades Céu e Terra, Homem e Mulher, Matéria e Espírito, e outras que devem ser consideradas pela inteligência humana como aspectos da Unidade essencial a ser alcançada pela fecundação de uma polaridade pela outra.

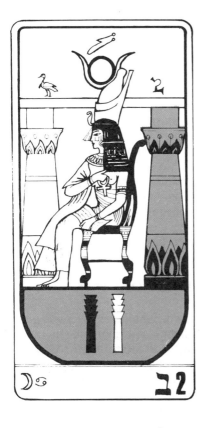

A Papisa

A Papisa é a segunda carta do tarô, e representa a reflexão sobre as ações da inteligência e da percepção. Ela nos ensina "como o Fogo e o Vento se tornam Ciência e Livro", ou seja, "como a Sabedoria constrói a sua casa", afirma o autor anônimo de *Meditações sobre o Tarô* (Ed. Paulinas, 2ª ed., 1989).

ARQUÉTIPO DA ODALISCA

No aspecto inferior, a odalisca é a personificação da tendência feminina de usar a sedução como modo de vida. Uma dançarina comum, mulher que serve sexualmente numa corte, no harém do rei. As odaliscas são sempre dançarinas, e uma de suas *performances* pode bem ser a que conhecemos hoje como dança do ventre. No sonho de Almira, a odalisca possui duas servas e alude aos jovens que a servem sexualmente. Ocupa, portanto, uma posição de destaque.

Mas não o destaque que teria se sentasse no trono de Ísis, isto é, se assumisse sua filiação com a deusa dos Mistérios da Vida. A dignidade de ser como a Deusa traria nobreza de caráter, espiritualidade e sabedoria. Essas qualidades de valor moral substituiriam a vontade de poder. No aspecto superior, a odalisca é a mulher que se liberta do desejo de poder e aceita a responsabilidade de possuir a força da vida e distribuí-la, segundo os critérios inspirados pela Deusa.

Grande parcela das mulheres ainda vive fascinada pela própria libido. Independente da idade, são adolescentes que esperam ser servidas pelos outros, como deusas da beleza e da sensualidade. Vivem o aspecto inferior da odalisca. O desejo de poder na pessoa é condição psicológica, uma atitude existencial. Aí o sexo pode ser vivido pelo prazer do domínio, pela necessidade de alimentar a própria importância e para contrabalançar a inferioridade inconsciente. Nessas circunstâncias, uma "odalisca" sabe o que precisa fazer: seduzir. Infelizmente, porém, segue apenas como uma escrava, isto é, vive nas mãos dos homens. Não há domínio sem alguém para ser dominado, e o desejo de possuir a libido do homem — ou seu falo — escraviza a mulher ao próprio desejo. Conseqüentemente, ao homem. A mulher pode julgar-se mais valiosa porque seduz e conquista. Está, isto sim, presa ao medo de se acabar e envelhecer. De ficar sem atrativos físicos, velha de corpo, o único bem valorizado na atitude sedutora que a inferioriza.

CORPO, ORGASMO E MORTE

É possível que boa parte da corrida das mulheres jovens às academias de ginástica e às dietas seja alimentada pela vontade de superar o medo de perder o viço da mocidade e de enfrentar outros caminhos para a auto-realização, além da sedução.

Os egípcios também cultivavam o corpo, como se constata na arte de mumificação e nos estudos das ervas, dos perfumes e das poções para evitar a putrefação da carne e dos ossos. Adiantaram-se na anatomia humana, teorizavam sobre as funções dos líquidos e praticaram a sangria como técnica terapêutica. Sabiam que o corpo físico abriga energias inferiores e superiores: um Vaso Sagrado que precisa de cuidados e purificação. Por isso, como não haviam perdido o valor sagrado do corpo, a busca da perfeição física foi vista como um caminho para a elevação espiritual.

Os mistérios sagrados egípcios, vividos pelos iniciados nos templos ocultos das grandes pirâmides, ensinavam que a morte é uma passagem, apenas. É uma experiência a ser preparada e vivida como o começo de uma outra vida, um nascimento "do outro lado". Por isso, era preciso responsabilizar-se pelos próprios atos. Pelas conseqüências do uso da energia sexual. Sua sabedoria ensinava que no momento do orgasmo é possível transcender a realidade comum. E, ainda mais, educava seus sacerdotes e iniciados (homens e mulheres) para prolongar o prazer, obtendo uma passagem lúcida do estado ordinário para uma consciência ampliada.

Os hindus exercitaram-se na mesma direção, usando os sistemas de ioga tântrica, acreditando que era possível aprender a despertar

— e depois fazer subir pela coluna — a serpente de fogo, a Kundalini, que "mora" no Muladhara (chakra da base).[4] Tanto o homem como a mulher, que em diferentes épocas da História foram iniciados nessa arte ou ciência, sabiam como agir para prolongar o estado iluminado de prazer sensorial e alegria da alma que chamamos de orgasmo. Não tinham pressa em converter sua coligação amorosa em filhos, nem precisavam "explodir" com a ejaculação masculina ou o pico do orgasmo feminino.

Sandor Pethö, psicoterapeuta contemporâneo radicado no Brasil, chamava a atenção para a existência dos "orgastérios", que na Antigüidade foram locais de iniciação nos conhecimentos elevados. Na Idade Média, substituíram-nos pelos monastérios, onde a idéia do Uno (mono) prevaleceu sobre a do orgasmo — que deriva da mesma raiz das palavras órgãos e organizar. Tais observações dizem respeito à separação entre o mundo sagrado e o mundo profano.[5]

Nesse sentido, a entrega ao livre ondular da energia do corpo pode ser percebida com angústia, representando "morte" do ego controlador. Em vez da sua libertação. Esse momento de receptividade ao movimento espontâneo da libido pode ser vivido como contemplação ou explosão. Para uns tende a ser tranqüilo, dança quase divina, para outros uma ginástica suada. Hoje, com tanta experiência esquecida ou reprimida, por ser parte da ciência da serpente má e demoníaca, as pessoas precisam corajosamente religar o "inferior" ao "superior".

REVELAÇÃO

De volta ao sonho de Almira, uma pergunta: pode-se realmente amar quando se está utilitariamente reduzido pela modelagem de um corpo sem alma? Coube ao Cristo-Osíris a questão que as pessoas

---

4. Rawson, Philip. *The Art of Tantra*. Londres, Thames and Hudson, 1982.
5. Daniélou (*op. cit.*), baseando-se nos *Upanishads*, livros sagrados da Índia, afirma que a ilusão monoteísta é uma característica das religiões do *Kali Yuga*. *Yugas* são ciclos da evolução do mundo, de idades do mundo. Consideram-se quatro *yugas*, e nós estamos vivendo no quarto: *Kali Yuga*, ou Idade do Ferro, dos Conflitos. Neste período a humanidade trabalha para a sua própria destruição. A palavra *Kali* significa conflito, e não tem nada a ver com a deusa Kali, que representa a potência do tempo. No *Kali Yuga*, as religiões da cidade superam as religiões da natureza. No entanto, o cristianismo moderno, embora exemplo de uma religião da cidade e monoteísta, não parece refletir o ensinamento real do próprio Cristo, confere Daniélou. O mito cristão aparece muito mais ligado aos mitos egípcios, dionisíacos e shivaítas do que nos foi apresentado pela Igreja após a Idade Média. Em *Aion* e em *Símbolos de Transformação*, Jung também abordou essa questão, traçando paralelos entre o simbolismo da árvore da vida, da serpente e do peixe que estão nos cultos de paixão e ressurreição de Osíris, Dioniso e Cristo.

mais sensíveis e responsáveis costumam se fazer no processo de individuação.

Não esqueçamos que, afinal de contas, a questão do que faz a mulher com o seu próprio corpo é de interesse amplo e delicado. Pelo corpo feminino passam não só as mulheres, mas também os homens. São gerados, formados e acolhidos em seu regaço, acariciados e alimentados. Ou não. Os meninos recebem treinamento na sua virilidade, no início, por mulheres. Os pais deveriam refletir mais sobre isso.

Assim, o conflito expresso no sonho de Almira interessa para a nossa consciência e é dolorido. Pode uma pessoa ter maior contato com as próprias forças e fé em si mesma, a ponto de viver para si e por si? Como experimentar a beleza e a alegria do sexo sem tentar possuir a libido masculina?

A proposta do inconsciente de Almira para superar esse conflito é assentar-se no próprio trono, para ela já preparado. Deixar a adolescência emocional e amadurecer. A mulher madura está indicada como possibilidade dentro dela, está viva na sua psique, e pode ser vivenciada com mais clareza no futuro, quando abandonar a atitude redutora, que usa o corpo utilitariamente movida pelo poder da sedução, morrendo de medo de envelhecer. Então, em vez de usar a sexualidade para obter mais controle e poder, ela vai sentir a alegria de estar livre para criar com beleza e harmonia.

9. O encanto da mulher serpente

Ser ave é também meu sonho/ acalentado em verde claro/ que sobrou do mar/ onde semimorto boiará o tempo/ curtido em sol e sal/ e vento que sopra sem apagar/ tatuagem no areal.

Lenilde Freitas, Memórias da serpente.

CHAMA NA COLUNA DORSAL

Um dos objetivos da dança do ventre é precisamente fazer o corpo da mulher ondular como fazem as serpentes na terra, sinuosamente.

Quando a dançarina fica em pé, todos os seus movimentos concorrem para torná-la uma coluna ondulante, uma chama. Pois a labareda não cresce de baixo para cima, feito serpente que se ergue? Ondulando, essa chamuscante dançarina transforma-se na expressão da força sagrada que tudo transmuta e purifica: o fogo.

A libido, freqüentemente representada pela chama em diversas culturas, é vista aqui como a energia da vida em sentido amplo, podendo ser despertada pela dança do ventre. Segundo antigos ensinamentos orientais, a libido está "adormecida" ou estocada na base da coluna dorsal. Ascendendo, espalha-se pelo corpo todo, revitalizando os órgãos.

No plano psicológico, a ascensão da libido proporciona um estado alterado de consciência no qual se experimenta uma força adicional. Em tais condições, a excitação energética pode ser canalizada para dinamismos mentais superiores (não se restringindo ao intercurso sexual), levando a um tipo de "iluminação".

SÍMBOLO DA CURA

Presente em inúmeras mitologias desde a Antigüidade, a serpente representa uma fonte de mistérios, magia e superstições. Cultuada como divindade, seu poder aparece em associação com as energias telúricas, ocultas e inconscientes, que demandam determinados rituais para serem manipuladas.

Jung[1] afirma que a serpente encarna a psique "inferior", obscura, aquilo que é incompreensível, misterioso e raro. Para Chevalier e Geerbrant[2] as representações pictóricas da serpente estão presentes desde o paleolítico e são comuns à maioria dos povos conhecidos, associadas às origens da vida, à alma das coisas, à libido. Na Mesopotâmia, afirma Campbell,[3] havia um santuário à grande deusa-serpente Ningishzida. Cerca de 2000 a.C. o rei Gaudéia da Suméria mandou fazer uma taça para os rituais de oferenda do líquido sagrado. Esse líquido poderia ser óleo, vinho, sangue, esperma. Nessa taça, dois querubins ou "pássaros com cabeça de leão e cauda de escorpião" abrem as portas de um santuário para manifestar Ningishzida em seu aspecto dual, como um par de serpentes copulantes, entrelaçadas ao longo de uma haste. "É evidente", comenta Campbell, "a relação com o caduceu do grego Hermes e com a Kundalini indiana ascendendo ao longo do Sushumna." Sushumna é o canal central de passagem da Kundalini.

O caduceu de Hermes com duas serpentes está no emblema dos farmacêuticos, enquanto a medicina conserva a imagem do Canal da Kundalini no bastão de Esculápio, com uma múnica serpente. Esculápio foi médico e depois, divinizado, tornou-se protetor desses profissionais, na Grécia. Tinha uma clínica famosa em Epidauro. Jung escreveu sobre essa clínica a propósito da serpente que era mantida no local, como uma força sagrada necessária à cura dos doentes. Esculápio era uma espécie de homem-deus, herói e curador, figura messiânica que possuía a alma de uma serpente. O que não era de forma alguma depreciativo: apenas indicava o seu caráter divino.

A idéia do símbolo mesopotâmico é de que a taça ou cálice contém um poder curador. Mas, para torná-lo sensível e atuante, é necessária a presença da serpente, isto é, daquele *plus* que vem da alma do médico. "A serpente é um *daimon* da alma e quando o médico retira o seu remédio de um manual de farmacologia, esse trabalho é humano, mas não terá real eficácia até que a sua alma esteja nele", diz Jung, em *Seminários das visões*.

Chevalier e Geerbrant observaram que os mitos se referem ao aspecto material da serpente. À sua força visível sobre a terra. Essa

---

1. Jung, C. G. *Vision Seminars. Op. cit.*
2. *Op. cit.*
3. Campbell, Joseph, *A extensão interior do espaço exterior*, Rio de Janeiro, Ed. Campus, série "Somma", 1991 (ed. orig. inglesa 1986).

presença, porém, escorrega entre os dedos, escapa através do tempo e das regras da razão, escondendo-se em um mundo além do nosso controle. Ou, pelo menos, "lá" onde nós a imaginamos atemporal, permanente e imóvel em sua inteireza.

René Guénon,[4] pesquisador da história das religiões, enfatiza que o simbolismo da serpente está efetivamente ligado à idéia da vida, tendo visto provas disso nas línguas de certos povos. Assim, os caldeus, antigos habitantes da Mesopotâmia, tinham uma só palavra para vida e serpente. Em árabe, como nota Guénon, serpente é *el-hayyah*, e vida, *el-hayat*, sendo que a raiz dessas palavras é um nome divino, significando *aquele que vivifica*.

Um dos principais arquétipos da psique, a serpente apresenta um complexo de símbolos que trazem imagens da noite dos tempos, da reabsorção cíclica de todas as coisas vivas. Ela é um "deus velho", encontrado nos mitos cosmogônicos, uma espécie de suporte do eixo do mundo que mantém, estabiliza e transforma periodicamente a matéria.

EMERGIR DA SERPENTE

Habitualmente, durante um processo de terapia, o símbolo da serpente surge nos sonhos, indicando um contato vivo com esse arquétipo. Aquilo que se julgava morto reaparece e propõe uma mudança do estilo de vida, uma revisão de valores. Cada ciclo de vida significa um outro nível de consciência. Mas como poderíamos ter uma atitude aberta frente aos trânsitos da vida?

Freqüentemente, o emergir da serpente traz conteúdos perdidos no passado da espécie, assustando pela confrontação com os valores já assumidos pela personalidade. Quando uma pessoa estiver possuída pela força desse arquétipo, perderá contato com a ordem atual, os costumes e as regras que condicionam a sociedade. Mas doses adequadas de contato com a serpente trazem vida, animam e dão força imprescindível para deixar de lado o que não serve mais e mudar para uma outra visão, com as atitudes correspondentes.

A psicóloga paulista Rita Hesse[5] resumiu a importância do arquétipo da serpente em três aspectos: força maligna, redentora e símbolo do tempo. A serpente do mito do Gênesis representa uma força do mal em confronto com o bem. Sua potência curadora e redentora está presente na filosofia iogue e tântrica,

---

4. Guénon, René. *Symboles fondamentaux de la science sacrée*. Paris, 1936, citado por Daniélou, *op. cit.*
5. Hasse, Rita, "A Importância da Coluna Vertebral como Instrumento de Individuação em Psicoterapia", diss. mestrado PUC-SP, 1990, mimeo.

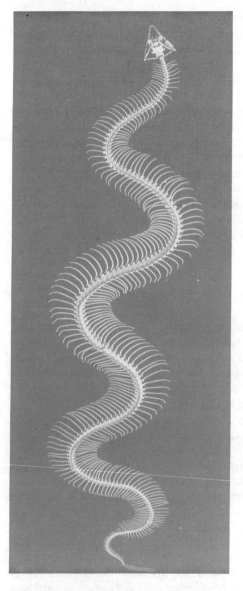

e como Kundalini. E sua relação com os ciclos naturais, as estações do ano e os ritmos biológicos fora percebida pelos gregos, que a associaram com o deus do tempo, Cronos.

Em nossa época, esses simbolismos aparecem na preocupação com o corpo, com a sexualidade e, de modo geral, com uma reavaliação dos hábitos de alimentação e movimentos. Conceitos vindos da área científica estão sendo aplicados aos esportes, à vida doméstica, ao trabalho, trazendo um confronto com aquilo que até agora se aceitava como desejável. Por exemplo, deixar de comer carne e de fumar, de vestir roupas apertadas, associado à necessidade de movimentação corporal para uma vida mais saudável. Quando uma pessoa chegar a compreender melhor os seus ritmos de dormir e comer, suas necessidades de lazer, seus ritmos no relacionamento amoroso, ela estará em contato com a sua serpente interior. Porque os ritmos orgânicos e a vida do sistema nervoso autônomo estão interligados.

O Frágil Esqueleto

Sua eficácia, precisão, rapidez quando se lança sobre uma presa fazem pensar que a serpente é dotada de força incomum. Na realidade, é um animal extremamente frágil e vulnerável, como revela a radiografia de seu esqueleto.

A fome, a sede, o sexo, o funcionamento das vísceras representam simbolicamente as funções inferiores da personalidade, aquelas que ficam no limiar do alcance consciente e são, portanto, de difícil entendimento para a pessoa que se afastou da serpente.[6]

Por isso, o treinamento atento e cuidadoso das necessidades provenientes da região ventral leva à revitalização dos órgãos. Conduz também à saúde como foi simbolizada no caduceu de Hermes e na taça do rei mesopotâmico: interligação das duas serpentes, equilíbrio entre yin e yang ou auto-regulação do sistema nervoso em nível ideal, trazendo condições vitais adequadamente balanceadas.

ENCANTADORES DE SERPENTES

Do mesmo modo que as sacerdotisas antigas usaram serpentes em seus templos e abrigavam esses répteis sob as vestes, os dervixes treinaram uma singular especialidade: encantar serpentes. Parte da tradição árabe, os dervixes formaram várias seitas, que ainda subsistem espalhadas pela África, Oriente Médio e Ásia Menor. Dedicavam-se ao autoconhecimento e à busca da verdade, com rituais muito antigos, em cavernas, combinando serpentes e danças sagradas. Assim como as mulheres procuram dançar como uma serpente e levantá-la no seu próprio corpo, os encantadores de serpente faziam isso ao pé da letra, tocando flautas para dominar o animal, deixando-o em transe hipnótico. Mas vai muito além disso o conhecimento dos dervixes, considerados magos pelas populações locais e donos de grande magnetismo pessoal. Acumularam muitos ensinamentos ocultistas e, particularmente, um tipo de dança masculina, que consiste em rodopiar cadenciadamente, em ritmo que pode ser mais ou menos acelerado, enquanto se produz um esvaziamento da consciência. Parece que só os homens realizam esse forte rodopio, enquanto as mulheres cantam ou dançam de outra forma, sinuosamente. Houve também danças masculinas com batidas fortes do pé, ativando-se por esse meio todas as funções corporais. O vigor, a força viril, a coragem e também a corte galanteadora costumam sempre fazer parte das danças folclóricas em suas variantes masculinas. O rodopio dos dervixes, porém, possui outras qualidades. É um método eficaz para esvaziar a consciência, limpar a mente e permitir que o "vaso sagrado" seja preenchido pelo ser espiritual. Isto é, que o ser humano se torne receptáculo para as energias superiores da sua própria divindade interior.

---

6. Interessante exemplo do simbolismo da serpente no desenvolvimento da *anima* e da consciência corporal foi apresentado pelo psiquiatra Carlos Alberto Seabra, na revista *Junguiania*, n? 7, pp. 81-87, 1989.

Mas para que essa atitude para com o ventre seja tomada, as reações psicológicas que foram condicionadas por séculos de afastamento da simbologia da serpente precisam ser substituídas. O mito do Gênesis, por exemplo, deve ser reavaliado e os julgamentos sobre o mal e o feio nas ações e desejos humanos, reformulados.

A SERPENTE NO GÊNESIS

Algumas religiões orientais, como a dos povos da Mesopotâmia, Índia, Egito e outros, dizem que o bem e o mal são apenas aspectos de um único deus. Mas na religião cristã Bem e Mal são apresentados em confronto irreconciliável, exceto pela destruição do Mal. Essa posição filosófica estimulou guerras fratricidas, perseguições e ainda é fonte de atitudes de intolerância entre povos irmãos — estando sempre o suposto Mal projetado na pessoa ou grupo não-cristão.

No mito judaico-cristão que narra a origem do ser humano, o papel da serpente é de representante do mal, senão o próprio Mal, no livro do Gênesis. Assim, na mentalidade que foi instituída pelo cristianismo, o aspecto negativo e maligno do arquétipo da serpente predomina. Na Idade Média, quando ocorreu a consolidação do poder temporal da Igreja, a serpente ficou ligada às mulheres, que, como Eva, são sedutoras e perigosas, emissárias do Diabo ou Satã, devendo ser expulsas ou punidas.

Sedutor tornou-se idêntico a repugnante, atração ligou-se a pecado, e boa parte da humanidade expulsa a serpente da consciência, reprimindo-a no porão da mente, de onde ela nunca deixou de enviar sinais de fogo e fumaça, atemorizando a espiritualidade ascética dos cristãos. Ao invés dessa versão popular, a Cabala apresenta uma visão de Cristo como Árvore da Vida, ou Serpente, suspenso na cruz, como fez Moisés no deserto. Então, por que o poder da serpente acabou sendo visto apenas como destrutivo?

No mito de Adão e Eva que todos aprendemos, a serpente seduz a mulher pela promessa de um conhecimento do bem e do mal. A maçã era proveniente de uma árvore sagrada, a árvore da ciência superior, reservada ao uso dos deuses. Em palavras atuais, o conhecimento que a serpente tentava passar aos seres humanos era: "Você é deus". Conceito perigoso, chave para o poder das tradições orientais. Essa mesma concepção foi proferida por Cristo, que se apresentou como Filho de Deus — logo, deus também — e foi morto por tê-lo assumido. Nos séculos da mentalidade cristã, e também da islâmica, a serpente e a sua ciência são malditas e ilegítimas.

Os ensinamentos constantes no catecismo cristão apresentaram uma simplificação traumatizante da profunda questão do Bem e do

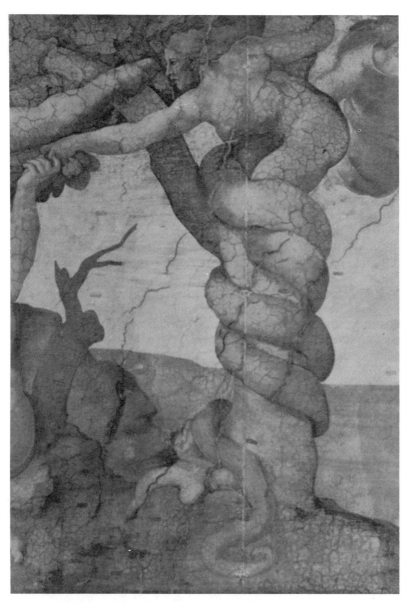

Cena da tentação de Adão e Eva no Paraíso, pintada por Michelangelo na Capela Sistina (Vaticano, Itália). Seguindo a tradição da época (1510-1511), Michelangelo representou a serpente com tronco, braços e cabeça femininos.

Mal. No plano psicológico, a serpente que habita em nós engendra vícios que não trazem a vida, mas a morte. E as mulheres, que foram associadas às serpentes, tornaram-se vítimas de intolerância, de perseguições e morte. Também foram banidas dos postos de liderança eclesiástica, com consequências na desvalorização de sua atuação na vida pública. Seu papel como sedutora e causadora da "queda" da humanidade a associou mais ainda com a serpente mitológica que reside na raiz das coisas, à base do eixo do mundo — ou no chakra da base da coluna dorsal.

SERPENTE ALADA

O estado de consciência resultante da elevação da serpente através dos chakras foi representado nos capacetes dos faraós egípcios. Além deles, certos nobres e membros da casta religiosa usavam o símbolo da serpente nos seus capacetes para indicar o alto grau de conhecimento obtido. Também a cabeça do falcão podia aparecer com o mesmo objetivo, sendo uma espécie de serpente com asas que denotava visão superior.

A serpente alada era um sinal externo do poder alcançado com o uso interior da ciência oculta. Com isso entendia-se que os iniciados tinham visões de outros tempos e espaços, e que entravam em contato com dinamismos transpessoais. Tal condição psicológica também era simbolizada pelo olho de Atum ou de Rá — luz do espírito, o Sol. Atum, deus da cidade do Sol (Heliópolis), criou-se a si próprio num esforço de vontade. Essa, porém, é uma transformação do princípio gerador, anteriormente atribuído à Grande Mãe e às deusas que a personificaram. Quando o Sol, que é símbolo do princípio yang, começou a ser cultuado, arrogando para si o poder de gerar, associou-se à serpente Ureus, empinada ou ereta. Isso significa que o princípio yang poderia ser criativo através de sua ligação com o conhecimento da serpente primordial, ela mesma uma divindade doadora e mantenedora da vida.

Apesar do predomínio das divindades masculinas e solares, a serpente e seu poder foram invocados por Atena, deusa da sabedoria e guerreira, que leva na mão uma víbora. Dioniso também se associa com a serpente, assim como Nossa Senhora da Conceição.

A CIÊNCIA DA SERPENTE

Apesar de reprimida através dos séculos, a imagem da serpente reaparece em mitos que ainda vigoram nos sonhos e na iconografia do nosso tempo. O mundo imaginário é, precisamente, o campo de

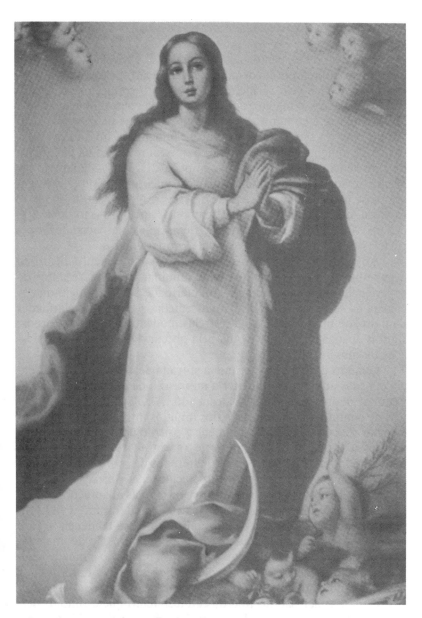

NOSSA SENHORA DA CONCEIÇÃO (CONCEPÇÃO)

Esta imagem apresenta dois atributos da grande Deusa: há um leve movimento sinuoso do corpo e uma lua crescente sob os pés.

ação dos conteúdos que são mantidos fora do campo consciente e que influenciam a personalidade através de devaneios, fantasias e imagens inesperadas.

A ciência da serpente, seja ela qual for, é revelada ao homem e à mulher contemporâneos mais pela intuição, pela vida afetiva e instintiva do que pelo raciocínio cognitivo. O conhecimento alcançado pelo processo lógico é consciente e pode ser comunicado. Nem sempre ocorre a comunicação dos conteúdos que percebemos através do olho da serpente. Sua natureza imaginária obscurece os fatos, ilude a mente e tende a manter o que foi revelado na penumbra da consciência. A experiência das emoções viscerais — como do orgasmo ou do parto — permanecem quase inteiramente subjetivas sendo quase nada aquilo que se pode descrever. Nesse sentido, pode-se falar de uma ciência yin, mais "feminina", pelo aspecto de aceitação do valor subjetivo, imaginário, atemporal e inespacial das experiências que o arquétipo da serpente proporciona.

Ao fazer uso do processo racional, o conhecimento científico acende um tipo de luz que pretende iluminar todos os recantos da experiência humana, comparável à claridade solar do meio-dia. A ciência da serpente, ao contrário, assemelha-se às tênues claridades da noite, quando se está sob as estrelas, podendo avistar contornos, figuras apenas insinuadas e que, pela obscuridade, ganham impressões de movimento.

Quando uma pessoa permite a entrada desse nível de consciência em suas atividades, pode ter a impressão de queda, de perda do patamar de lucidez mental já alcançado. A entrada e o uso dos níveis de contato com a dimensão dos mundos internos foi objeto das ciências ditas ocultas. Mas também a psicologia do inconsciente e as artes evocam a realidade interior e trazem-na à luz diurna. Há um aumento do interesse pelos estados alterados de consciência, evidente na trágica dependência das drogas alucinógenas e presente na transformação da música, no surrealismo e nas novas adaptações das artes plásticas. Nelas, assim como no teatro e na literatura, a visão fugidia dos sonhos é cada vez mais constante. Essa tendência fez do cinema e do vídeo canais contemporâneos de expressão do imaginário que usam recursos nunca antes aplicados, recriando o mundo cambiante das impressões sensoriais, das intuições e visões noturnas que foram e ainda são o estofo de onde nascem os mitos.

Por isso, a inclusão do tipo de conhecimento que é filho da serpente em nós acrescenta à luz da razão uma outra claridade: uma nova luz pura, que não expulsa a força vital como repugnante, mas a acolhe e integra no conjunto da personalidade e de uma sociedade mais amadurecida.

As dançarinas mais iniciadas se revelavam desde o nível do Muladhara até o Sashara. Revitalizadas, podiam depois reinstaurar uma nova organização fisiopsíquica, um plano interno enriquecido pelo contato com as energias de todos os centros. Na identificação com as dançarinas, os homens e as mulheres que assistiam aos rituais também se reorganizavam, fazendo a unidade entre o profano e o sagrado pela contemplação da beleza. Nisso residia o encanto das dançarinas-serpentes, sua capacidade de retirar os véus dos chakras, revelando a sua luz aos outros, sem se perderem na sedução desse poder.

TRÊS CANAIS DE PERCEPÇÃO

Para que as pessoas redescobririam uma coisa tão antiga como a dança do ventre? Esse que provavelmente constituiu um dos primeiros sistemas de treinamento fisiopsíquico de que se tem notícia, revalorizando-se agora, traz à superfície certos valores antigos e sagrados. Seu significado tem relação direta com os conflitos atuais e suas resoluções dependem de que se viva aquele meio antigo de estabelecer contato com as forças misteriosas do corpo e da natureza.

Três canais (ou, se quisermos, três sentidos) são particularmente favorecidos pela prática da dança do ventre: o canal de autopercepção, a percepção do grupo feminino e a compreensão da regular ordenação do meio ambiente. Esses canais não esgotam absolutamente as possibilidades de uma análise sobre os efeitos da dança do ventre. Representam uma visão sobre o assunto. Com o desenvolvimento destes três tipos de percepção, será possível dar sentido a coisas e situações que antes não se valorizavam. É nessa direção, reavaliando o processo de vida, hoje, que uma praticante de dança pode recriar o seu mundo pessoal, mudando com sua mínima parcela a mentalidade coletiva.

AUTO-ESTIMA

Fazer dançar o ventre abre para as possibilidades de senti-lo como centro de consciência. Ajuda a lidar melhor com as posses de objetos, valores, idéias e até de outras pessoas.

De maneira geral, todos os apetites são reorganizados. O gosto pela carne, pelos temperos fortes e pelas bebidas, provavelmente, são estimulados. Comer com refinamento e sensibilidade, também acontece. Sexo com gosto e prazer torna-se mais provável, o que pode significar um problema para algumas personalidades mais tensas ou rígidas, ou, encarando de outro modo, uma oportunidade de abrir cuidadosamente os apetites, compensando a excessiva racionalidade.

Emocionalmente, essa abertura pode levar à busca de novas relações. Dá gosto pela vida que se apreende através de todos os órgãos estimulados pelo treinamento. A mulher passa por uma revitalização: a consciência do próprio valor cresce, desenvolvem-se o senso de dignidade e auto-estima.

Estando despertos, os sentidos do corpo conduzem à melhoria da saúde. Pernas, coluna, órgãos internos, gônadas, tudo é beneficiado pela massagem, devido aos movimentos da pelve. A postura do tronco melhora, a cabeça encontra o seu lugar, os braços ficam mais soltos e alongados. As mãos ficam mais leves porque os pulsos, assim como as demais articulações do corpo, soltaram-se graças ao estilo sinuoso e circular do movimento.

O andar é leve, gracioso e digno. Altivo mesmo. A mulher sente-se revalorizada depois do contato profundo com suas raízes.

GRUPO FEMININO

O inconsciente grupal fortalece a noção do valor do indivíduo. Inversamente, o indivíduo que se desenvolve percebe com maior clareza a sua vinculação com os outros da mesma raça, nacionalidade e sexo.

Na Antigüidade, os grupos femininos tiveram os mistérios iniciáticos, proporcionando ocasião para o ensino das tradições ocultas. E treinavam ainda os segredos do cozer, do parir, do gestar e do curar. Se hoje as mulheres estão buscando formas alternativas de conduzir a sociedade, deveriam olhar as antepassadas e aprender como faziam. As reuniões para dançar podem ser, como há tanto tempo, oportunidade de trocar informações sobre o corpo feminino, seus órgãos e ciclos hormonais, suas particularidades. Também se deveria falar sobre os relacionamentos com homens e filhos, discutir noções de adaptação e sobrevivência, de modo a reunir o sagrado e o utilitário, a dor e a alegria.

O ideal de beleza feminina pode ser repensado, deixando de atormentar tantas personalidades frágeis, que nunca estão satisfeitas consigo mesmas. A dança do ventre desenvolve os músculos sem torná-los secos e rijos, como nos esportes. Ela modela um corpo feminino carnudo, sensual e resistente como o dos felinos, embora também insinuante como o das serpentes e flexível e leve como o dos pássaros.

Terra, água, ar e fogo, os quatro elementos básicos da natureza, segundo os gregos, são desenvolvidos na dançarina. Esses mesmos elementos foram usados por Jung para representar simbolicamente as quatro funções da psique humana: sensação, sentimento, pensamento e intuição, respectivamente. O elemento fogo, criador e transformador, relaciona-se com o despertar da Kundalini, a serpente de fogo que se eleva da base ao ápice da coluna dorsal. Com a dança do ventre, pode-se aprender a lidar corretamente com tais energias contidas no corpo, assim como com as representações simbólicas que vêm à consciência da praticante, e devem receber atenção.

Os períodos cíclicos femininos — menstruação, gravidez, parto, amamentação, menopausa — são experiências importantes, mas estão cada vez mais problematizados. Parecem doenças. Porém, ao aceitar-se como mulher, é possível viver reorganizações de corpo, de afetos e de vida que correspondem a cada uma das passagens existenciais femininas. A dança do ventre serviria para dar mais chance de vida útil à mulher como amante, mãe e pessoa. Nada mais necessário agora, quando o ritmo imposto ao trabalho fora de casa esgota as forças e pouco sobra para ela mesma. Mas as mulheres que dançarem de maneira consciente poderão reestudar seus ritmos e, talvez, aconchegarem a si próprias, escolhendo um estilo de vida menos propenso às agitações da competitividade yang.

E, provavelmente, serão capazes de criar novas formas de lazer, de trabalho, de convivência onde as pessoas não se atemorizem tanto umas com as outras. Sem tamanha violência, com mais erotismo sadio e não banalizado. Esta seria uma sociedade capaz de exprimir a verdadeira alegria, que nasce da paz pela união interior.

EQUILÍBRIO E RITMO

Se um grupo de mulheres consciente e treinado na dança do ventre e em outros métodos de integração fisiopsíquica quisesse, provavelmente poderia decidir os rumos do controle da natalidade. A natureza tem sua regularidade e as pessoas treinadas em observar seu corpo poderiam desvendar meios mais seguros de regular a possibilidade, ou não, de engravidar.

Não me refiro à tabela Ogino-Knauss, método anticoncepcional popularmente conhecido como "tabelinha", mas àquele que as pessoas descobrem nas sensações, imagens, pressentimentos e intuições a respeito de si mesmas e de seu parceiro. No estudo dos sonhos, da convivência e da condição psicológica de ambos, homens e mulheres podem ser capazes de decidir voluntária e conscientemente gerar um filho. Parte dessa experiência teria de ser feita com a mulher e durante muitos anos exigiria treinamento na auto-observação de suas funções físicas, emocionais e mentais. Outro tanto teria de ser desenvolvido pelo homem no tocante à base de sua força viril e ao emprego dessa energia para fins mais criativos do que procriativos.

Seria necessário resgatar o alcance da força criativa do sexo inserida, aliás, em toda a natureza circundante. O corpo é um cálice para as energias sagradas, diziam os sábios antigos. Ao afastar-se dos mitos sagrados, o homem e a mulher contemporâneos perderam a chave para criar e procriar em equilíbrio com a ordem dos ciclos vitais, humanos e planetários.

Desmitificada, a Terra não é Gaia, mas apenas um território possuído e escavado até sangrar. Da mesma forma, a mulher tornou-se espoliada e não pode gerar nem acolher o homem com ternura: desordem externa que reflete a desordem interna de cada um. É urgente testarem-se métodos de reunir o que está separado e desordenado no interior das pessoas. Este objetivo pode indicar a atitude de estar a serviço do outro.

COMPREENDER A VIDA

A serviço da vida deveríamos estar todos nós, que somos profissionais na moderna metrópole. Campbell[7] reparou na necessária ordenação dos objetivos humanos quando afirmou: "A mulher representa a vida. O homem representa o servo da vida. O homem não compreende a vida exceto pela mulher". Mas será que as mulheres sabem representar a força da vida?

A propósito, o verbo *conhecer*, derivado do latim *cognoscere*, é usado na Bíblia e em outros livros sagrados no sentido de "ter contato sexual com uma mulher". Nessa imagem semântica, conhecer equivale a perceber a vida de maneira profunda, adquirir sabedoria.

Os homens precisam conhecer a mulher para compreender o mistério da vida. Ora, se essa não compreende a si própria, não pode entregar-se ao conhecimento dos outros. Compreender a força criativa do ventre, fonte da vida, está ao alcance de algumas mulheres, mas infelizmente não da maioria. Embora vivendo a fase histórica da retirada de alguns véus da poderosa Ísis, a sabedoria não se espalhou totalmente.[8]

---

7. Campbell, Joseph. *The Masks of God: Creative Mythology*. Nova York, Viking Press, 1968.
8. Ísis, a deusa, renuncia hoje aos seus véus, e nós podemos assimilar a verdade psicológica contida nesse ciclo evolucionário como sendo a disposição das mulheres de tirarem as inúmeras máscaras que usaram para conformar-se às convenções da sociedade. Para que todos compreendam o que é a essência da vida, sem perder-se entre as múltiplas formas da grande ilusão (chamada *Maya* pelos hindus), Ísis desnuda-se. Helena Blavatsky renovou o pensamento esotérico do Ocidente com livros intitulados *Ísis sem véu*. A psiquiatra M. Esther Harding refere-se ao mesmo fenômeno cultural e social em seus *The Way of All Women* e *Os mistérios da mulher*. Ela aponta que o véu, ou vestido de Ísis, significa

A *cunha* representa bem a imagem da condição feminina. Essa comparação me veio ao ver que, na língua tupi, as palavras que designam a mulher soam parecidas com as da escrita suméria, feita com um instrumento em forma de cunha que marcava a argila. Pelo *Dicionário Aurélio*,[9] cunha é uma peça de ferro ou de madeira em forma de um diedro sólido, agudo, que se introduz em uma brecha, para fazer uma fenda, marcar moedas, imprimir, tornar saliente, notável.

Na língua tupi, mulher é KU'NÃ (lê-se cunhã). A menina adolescente é *cunhãtã* ou *cunhataim*. Como ficaram parecidas as expressões tupi e latinas? O mais interessante é a ligação psicológica que nessas formas lingüísticas associou o órgão sexual feminino com o ato de marcar em argila (escrita cuneiforme suméria), fazer uma fenda, e mulher, em tupi.

As palavras de origem latina que derivam de *cuneus*: cuneiforme, cuneirrostro (animal com bico em forma de cunha), coníferas (árvores que têm partes cônicas) etc. lembram todas a forma da vulva. Ela também está implícita na imagem semântica da palavra "vulnerável", que significa ferido, frágil e aberto.

Enquanto persistir o modelo yang unilateral do corpo, das casas e cidades que estão projetados na atual cosmovisão do universo, os aspectos yin (internos, menos visíveis, associados com o inconsciente e a força criadora da mulher) ficarão desvalorizados. A mulher estará castrada e o seu grande pecado é ter dado ouvidos à serpente. Com essa ideologia, pensamos erroneamente que a Natureza está caída e que precisa ser corrigida.

A mentalidade unilateral em que homens e mulheres estão privilegiando os aspectos do dinamismo yang não traz equilíbrio nos relacionamentos e não conduz à verdadeira compreensão da vida.

---

a sempre mutável forma da natureza, oculta de nossos olhos, que não suportam facilmente toda a sua irradiante beleza e dolorosa tragédia. Pois Ísis tanto é a mãe nutritiva e cuidadosa, quanto destruidora e transformadora como os fenômenos da natureza: "Pelo poder e graça de Ísis, Osíris renasceu, não mais como um homem afogado em desejo e paixão, mas como um espírito vivo. Esse renascimento só poderia ser alcançado levantando-se os véus de Ísis. Reconhecendo que o espetáculo mundano é apenas o invólucro da verdadeira realidade" (pp. 184-5), *Woman's Mysteries*, Nova York Harper Colophon Books, 1976 (ed. bras., Paulinas, 1985) e *The Way of All Women*, Nova York, Harper Colophon Books, 1975. As máscaras da mulher contemporânea são composições antigas e novas, feitas de papéis tradicionais e de hábitos nascentes trazidos pelo desempenho em novos campos profissionais. Sua consciência de que tem máscaras, véus, roupas, requer segurança e coragem para desvestir-se e encontrar sua realidade interna, última. Por isso é importante ir ao ventre, ao útero e à vulva, descobrir para si mesma a fonte da sua identidade, escutar a serpente e conversar com ela. Essas são experiências emocionais, de relacionamentos, das quais pode brotar uma realidade interna mais segura e capaz de enfrentar as mudanças das condições de vida hoje em dia.
9. *Dicionário Aurélio*. 1ª ed., Rio de Janeiro, Nova Fronteira, s. d.

Em vez de dar espaço na literatura e na imprensa à destruição e à violência, deveríamos ouvir os sons da harmonia da natureza. Ela canta e dança a cada instante. Pensando na serpente como víbora demoníaca, ficamos sem refletir no seu outro aspecto de força iluminadora dos subterrâneos da psique, cujo papel é transformador e curativo.

Quantos médicos e enfermeiros modernos sabem o significado das serpentes que estão no emblema da sua profissão? Alguns psicólogos ainda consideram que a natureza humana deve ser corrigida e que a psique é algo etéreo e abstrato. Essas lacunas na formação profissional e os desvios dela decorrentes precisam ser ultrapassados neste final de milênio. Os problemas de saúde causados por essa perspectiva unilateral e preconceituosa atualmente merecem muito mais atenção do que recebem por parte dos órgãos públicos, nos hospitais, nas universidades, das empresas e dos educadores em geral.

A próxima civilização do ano 2000 será possível em bases elevadas, sadias e dignas a partir do contato com a dinâmica da serpente na vida cotidiana.

10. Confronto com as forças vivas

MEDO DE SER DEVORADO

Durante a vida, algumas vezes é preciso entrar simbolicamente no ventre e sair como um novo ser. Passar pelo interior da baleia, como fez o profeta Jonas. Significa entrar nas emoções viscerais, na caverna escura, abrigo dos seres infra-humanos que ainda vivem na obscuridade da psique. Trata-se de ir ao local do próprio nascimento, com todos os riscos que tal mergulho no plano básico da personalidade acarreta.

O labirinto é um tema mitológico, mas poucas vezes se conhece o próprio labirinto interior. As sensações viscerais produzidas pelo medo, raiva, excitação sexual, orgasmo, as antipatias e simpatias (sempre tão inexplicáveis), as dores sentidas dentro do ventre, todas compõem o nosso labirinto particular. A goela da nossa baleia, símbolo da Grande Mãe.

O medo de ser engolido e retido pelas emoções alimenta o controle racional dos aspectos vitais, crescendo na proporção em que não há contato com as experiências do ventre. Os inúmeros mitos que falam da luta de um herói para destruir o dragão ou a hidra de Lerna, que era um monstro de muitas cabeças (e muitas bocas), como fez Hércules, são relatos dessa condição psicológica que precisa enfrentar a ameaça dos instintos e vencê-los.

Devoramento é também um perigo psicológico para quem penetra no ventre pela vagina, comentado pelos homens com relação a certo estilo agressivo feminino. Tal ameaça, quando vaga ou claramente percebida, produz reações de defesa que, às vezes, são encobertas por atitudes grosseiras e rudes. Podem também levar um homem a afastar-se para não "se perder" dentro da mulher.

VAGINA DENTADA

Quando um homem comenta seus medos de ficar preso a uma mulher, mesmo de ser literalmente castrado por ela, está revelando um conteúdo importante que precisa de atenta compreensão.

A vagina ameaçadora ou "dentada" torna-se uma imagem comum nas fantasias masculinas quando a pessoa faz contato com o dinamismo devorador da mulher. Não precisa ser aquela com quem se relaciona no momento, pode ter sido na infância ou em experiências sexuais anteriores. Talvez chegue a perceber essa qualidade destrutiva mesmo sem intimidade sexual: pelas atitudes de dominação, cerceadoras, tiranizantes que bloquearam o seu crescimento e autonomia como homem.

O devoramento, assim como a castração, determinam um tipo de morte psicológica. O simbolismo do devoramento, porém, acentua o corte vital das forças construtivas da psique que está apenas subjacente na castração. Por ter implicações tão sérias e vitais, entrar no ventre pelo canal vaginal e sair ileso tem um caráter heróico, pois indica a superação do próprio medo de voltar à inconsciência infantil. Isso é psicologicamente muito mais importante do que ter domínio sobre a mulher.

Basicamente, entrar no ventre significa enfrentar o medo da morte, real e simbólica. Pode ter o sentido de perder a razão, ficar louco ou infantilizado, ou seja, de regredir a um estado já vivido e ultrapassado. Isso é efetivo, em geral, tanto para os homens quanto para as mulheres. O ventre também simboliza, como para Jonas, a recuperação do elo perdido, a regeneração, a oportunidade de rever os erros antigos e renascer.

MEDO DA GRAVIDEZ

Quando a mulher engravida, ela enfrenta esse medo, porque se identifica espontaneamente com as forças inconscientes e com o pequeno ser que cresce em seu corpo. Seu ventre nutre e dá a vida. Mas pode, inversamente, servir de prisão e túmulo para o feto e para ela mesma. Essa probabilidade é tanto física quanto psicológica. Hoje, graças aos recursos técnicos disponíveis na sociedade, o perigo é mais psicológico do que físico, devido à relativa desinformação ainda presente no assunto.

Se uma mulher vê-se grávida sem o ter desejado, é provável que se sinta traída pelo seu próprio corpo e produza reações auto-agressivas, sofra rebaixamento da auto-estima e chegue a provocar-se lesões físicas. Em certos casos de abortos dá para pensar na presença inconsciente de auto-agressão e desejo de morte.

Ocorre que o poder do ventre materno "fisga" uma mulher de diferentes modos. A gravidez traz um certo tipo de inflação do ego, pelo acréscimo de libido vinda das raízes vitais instintivas. Quando a força do ventre se apresenta num plano inferior, estimula o desejo de poder, que faz a mãe adotar atitudes abortadoras da vida dos filhos e mesmo do seu homem. Então há excesso de controle sobre a casa e sobre o corpo dos outros, o que comem e não comem, quando entram e quando saem, o que fazem ou deixam de fazer. Ela se identifica mais ou menos com a Grande Mãe, dona da vida, que na dimensão do indivíduo fica humanamente insuportável: sem ela nada funciona, pois os filhos, o marido e (às vezes) os empregados são infantis demais para administrarem os hábitos mais simples da vida.

De outro modo mais construtivo, as mulheres usam o ventre como símbolo de fazer uma coisa nova, gestar uma idéia, realizar uma mudança. Mesmo não tendo filhos, a facilidade de perceber o alcance criativo do ventre, visto agora como útero, é comum em mulheres de todas as idades com as quais tenho lidado em terapia. Tanto no plano orgânico como no psicológico, lidamos com ciclos que acontecem autonomamente em relação ao controle do ego. O momento de soltar as novas atitudes ou idéias, de agir segundo uma nova tendência gestada internamente, tal como um filho, tem seu tempo próprio. Devemos observar e orientar, particularmente quando houver impaciência, fruto da ansiedade, para impedir o aborto psicológico. Com aquelas mais resistentes, que por medo da mudança retêm o conteúdo já pronto para vir à luz, é preciso estímulo e encorajamento.

CRIAR OU REPRODUZIR

Desde o plano mais aparente — anatômico e fisiológico — até o mais sutil, com desdobramentos simbólicos e filosóficos, presenciamos a significação do ventre como campo de experiências intrínsecas à condição humana.

Quando nos voltamos conscientemente para o centro energético do umbigo, por exemplo, superamos a primitiva condição de estar dominados pelas forças instintivas e a posterior condição racional que separou o corpo da mente. Ainda na infância, entre 0 e 5 anos, estávamos pouco diferenciados como indivíduos, fazia-se contato imediato com as emoções viscerais.

A criança pode sentir-se algumas vezes onipotente, semelhante a um pequeno deus soberanamente cego aos limites do respeito pelos outros. Na sua condição de relativa inconsciência, uma criança pequena *reproduz* as reações arquivadas pela evolução da espécie, comportando-se dentro dos padrões esperados coletivamente. À proporção que seu ego se fortalece, começa a luta para emancipar-se desse útero ancestral que é matriz de todos os seus impulsos. Ela vai, paulatinamente, sendo mais *pessoal* no modo de perceber e de agir. Sua racionalidade, atuando pelo critério do que é possível, útil, bom e valioso, traz experiências de sucesso que aumentam a auto-estima e a segurança.

No auge dessa longa fase de fortalecimento do ego, uma pessoa bastante identificada com sua força consciente chega a iludir-se, achando que pode resolver qualquer coisa através da sua mente.

Mas, quando a fase de identidade com o aspecto consciente da psique vai passando, atingimos a maturidade. Depois dos trinta e cinco ou quarenta anos chegamos à metanóia, aponta Jung. Palavra que significa além do conhecimento (até aquele momento), metanóia sugere uma transformação profunda. Um novo nascimento.

A principal característica da metanóia é a vontade de autoconhecimento, em lugar de uma atitude voltada para o domínio racional dos fatos e acontecimentos e para cumprimento das regras ou objetivos do sistema sócio-econômico. Desenvolve-se a vida subjetiva, retoma-se o contato com conteúdos internos que já foram predominantes na primeira infância.

Isso eventualmente é percebido como uma viagem ao centro do mundo, ao fundo de si mesmo, um diálogo com a serpente. O que ela tem a nos dizer na segunda metade da vida? Será que ela nos pede uma renúncia ao sistema convencional no qual se viveu até aquele momento? O resgate da ciência da serpente é sempre um período em que revivemos os feitos do herói dentro de nós mesmos. Sendo que aqui a baleia é o sistema devorador de homens e mulheres, redutor da individualidade.

É notável que as pessoas saiam mais criativas do encontro com a serpente. Voltam ao seu centro, resgatam suas emoções viscerais, tornam-se fortalecidas. Adquirem uma espécie de tranqüilidade que provém de terem enterrado solidamente suas raízes no centro de si mesmas. Ou do mundo. E como tal vitalidade se expande e se contrai harmoniosamente, sem crispações desnecessárias, essas pessoas podem ser criativas para dentro: sonham, fantasiam, têm idéias e sensações vivas, estados de consciência com percepções úteis, premonições... e também criativas para fora: trabalham, fazem dinheiro, projetos, realizam planos e relacionam-se nutritivamente com os outros.

A ligação consciente com o ventre torna ativa a *criança* primordial, símbolo do vir-a-ser constante, que não se cansa nem se aborrece, não desanima e se renova diariamente.

VENTRE MASCULINO

O homem tem ventre? No sentido em que está sendo tomado aqui, sim: o homem tem um ventre. Mas como não possui o útero biológico, com o qual se comprazer no ato da geração de outra vida, ele cedo aprende a utilizar esse potencial criativo de outros modos. Por exemplo, inventando máquinas, instrumentos, aparelhos, criando tecnologia e ciência. Quando, porém, a realização mental não for atingida, ainda pode escolher gastar as forças colecionando conquistas que nada geram, nem filhos nem idéias. Por outro lado, os taoístas ensinam que há um enorme potencial energético nos líquidos corporais, inclusive no esperma, e que na maturidade seriam mais bem utilizados em criações mentais e não mais biológicas. Desse ponto de vista, o homem sábio retêm esse potencial, tornando-se capaz de fomentar e gerar ações e iniciativas criadoras e delas participar com as mulheres muito além da idade juvenil.[1]

Essa tradicional observação taoísta sugere pensar que as sensações oriundas do ventre masculino também podem motivar imagens poéticas e literárias. Fala-se, muitas vezes, dos prazeres da boa comida e do sexo de um modo particularmente "ventral", quer dizer, mais cru e rude, eventualmente grosseiro ou chocante. Entretanto, a sutileza e a sensibilidade masculinas aparecem nas obras inspiradas pela *anima* mais desenvolvida, que elabora percepções e afetos de maneira agradável, inteligente, refinada.[2]

Quando essa transformação da força ventral ainda não foi realizada, assistimos ao predomínio dos apetites. Georg Groddeck (1866-1934),[3] médico alemão, psicanalista, referiu-se a esse ponto em *Le livre du Ça* (1923), afirmando que a falta de idéias criativas nos homens que abortaram o próprio espírito torna-se transparente na barriga volumosa. Pois a barriga proeminente quase sempre é sinal externo de uma pessoa consumista e de sucesso em certas áreas da vida social. Também pode constituir um sinal do seu corpo, lembrando que ele está "grávido" de idéias, que certamente querem vir à luz.

---

1. Chia, Mantak. *A energia curativa através do tao — O segredo da circulação de nossa força interior*. São Paulo, Pensamento, 1989 (ed. orig. inglesa 1983).
2. Evola, Julius. *A metafísica do sexo*. Barcelos (Portugal), Ed. Afrodite, 1976 (ed. orig. italiana).
3. Groddeck, Georg. *Le livre du Ça*. Paris, Gallimard, 1963.

Assim, quando a forma do ventre do homem está avantajada, pode-se perguntar se ele se dedicou mais aos prazeres dos ganhos materiais do que ao seu espírito criador. Quando é o caso de uma mulher que não esteja grávida, além do que já foi dito para os homens, pode-se perguntar: será que ela se refugia na imagem da maternidade? Tem medo de se apresentar como uma mulher e se apega ao poder dado pela situação de maternidade? Mas também é comum encontrar pessoas de ventre estufado e que sofrem de retenção de fezes.

A PRISÃO DE VENTRE

Uma pessoa de que tratei por causa de perturbações emocionais depois de ter feito a retirada do intestino grosso e do ânus (colostomia), contou-me uma estranha recordação. Aos três anos, aproximadamente, ficou aterrorizada porque tinha expelido uma lombriga. Possivelmente, o irmão e a mãe, que estavam em casa no momento, também ficaram assustados, e a criança adquiriu pavor das próprias fezes. Passou a evitar o banheiro, até que, na idade adulta, já no seu próprio apartamento, decorou o local de tal forma que mais parecia uma sala. Essa moça teve prisão de ventre desde a infância e, depois, tumor intestinal, extirpado cirurgicamente. Quando me procurou, pediu-me que a ajudasse a controlar as suas constantes evacuações, que a denunciavam pelo cheiro, onde estivesse. Suas condições emocionais e mentais já estavam bastante desorganizadas e receio que não pude ajudá-la muito.

Os casos graves de prisão intestinal, geralmente, são acompanhados por atitudes muito críticas e acentuado desejo de pureza. Nessas personalidades, o autocontrole parece esconder algo precioso, que elas não querem ou não podem revelar.

Groddeck,[4] que é considerado um dos pioneiros da medicina psicossomática, tratou dos problemas da arte em relação com a linguagem dos sintomas. Comparando o sintoma da prisão de ventre com a resistência psicológica à criatividade, afirmou que não havia vantagens na retenção fecal; ao contrário, essa recusa só provocaria desgostos. Por isso ele chamou a prisão de ventre de obstinação: "Os motivos que nos levam a esse procedimento obstinado podem ser muito diversos. Mas, em geral, podemos dizer que uma destas três motivações psíquicas ocorre com mais freqüência: o id pode avaliar que o mundo exterior não é digno de que eu lhe comunique aquilo que está no meu interior; ou ainda: eu sinto tanto prazer com esta retenção que as regras do mundo exterior não são consideradas; ou fi-

---

4. Groddeck, Georg. *La maladie, l'art er le symbole*. Paris, Gallimard, 1969.

nalmente: o conteúdo do meu interior é tão medíocre que eu me envergonho em dá-lo ao mundo exterior".

A vergonha pelos conteúdos que escondemos no ventre não se restringe apenas ao produto da digestão de alimentos. Também há a vergonha da menstruação, disfarçando o seu cheiro com artifícios, para não falar dos desodorantes íntimos que tentam substituir o natural odor do corpo pelo perfume industrializado. Há médicos naturalistas que associam o mau cheiro das secreções corporais ao tipo de alimentação habitual da pessoa.

Em síntese, as experiências com o movimento espontâneo dos intestinos nos trazem, de maneira clara, a percepção da troca com o mundo externo. Apego, posse e poder, o jeito de lidar com o dinamismo material e as propriedades são elaborações que nascem das experiências do ventre, tal como os filhos.

INSTALAR-SE NO UMBIGO

A aceitação do ventre e de seus produtos é o objetivo do método de enraizar-se no centro umbilical (conhecido como *hara*) proposto pelo budismo japonês. A pessoa senta-se acomodando-se na pelve, deixa o ventre escorregar naturalmente e relaxa o diafragma e os ombros. Nessa postura, o peito e as costas se soltam das tensões desnecessárias, proporcionando respiração plena que tonifica os nervos e clareia a mente. Descrevendo a importância da consciência do *hara*, o escritor alemão Karlfried Graf Dürckheim[5] aponta seus principais efeitos: abandono gradual de uma forma de vida dirigida pelo desejo de segurança do ego, passando do estado de tensão e medo para um estado de confiança serena na força da vida.

O *hara* é o centro vital do ser humano, que sustenta o indivíduo, e a ligação voluntária com ele permite abrir-se para a união libertadora com a Mãe-Terra. A serena confiança no centro do ventre facilita o equilíbrio dos movimentos, tanto no espaço físico como no campo das atitudes e escolhas psicológicas. Dürckheim analisa que a falta de raízes firmes na "terra" do centro umbilical produz ansiedade excessiva e desgaste nervoso. Leva a pessoa a entrar em coisas que não lhe dizem respeito, perdendo seu rumo e seu eixo.

Ao invés disso, se estivermos ancorados na base ventral, somos capazes de tomar as coisas como elas vêm, vivendo o presente, sem nada desejar ou temer em demasia. Há pessoas com uma boa ligação natural com o *hara*, mesmo sem estar conscientes disso. São as

---

5. Dürckheim, Karlfried Graf. *Hara: centro vital do homem.* São Paulo, Pensamento, 1991.

que têm o poder de renascer em meio às dificuldades, sempre recuperando seu equilíbrio e disposição de luta. "A força que as sustenta não provém do ego racional nem da mente, mas do seu contato visceral com as energias cósmicas que estão no *hara*", aponta Dürckheim.

O *hara* se manifesta em todas as situações da vida por três características:
— uma força de resistência perante as dificuldades;
— pelo poder criativo;
— pela serenidade da união interior.

Essas qualidades estão prejudicadas ou diminuídas naqueles que se apóiam unilateralmente na mente racional e se iludem pensando que resolvem tudo pela força do ego.

CORPO, CASA, COSMO

Uma personalidade aberta para o simbólico e o sagrado não é supersticiosa nem tem medo das forças da natureza. Ela realiza uma união entre os mundos visível e invisível, criando a síntese que traz real significado para a existência.

Tal condição psicológica vem com o amadurecimento e repete a analogia entre o corpo, a casa e o cosmo que apareceu nas grandes culturas da humanidade até hoje, tais como Oriente Próximo, Índia, China, América Central.

O corpo, tal como a casa enquanto habitação, meio ambiente físico e social também é, em última instância, uma *situação*, um modo de ser-no-mundo. Mircea Eliade,[6] pesquisador romeno da história das religiões, destacou em seus livros a urgente necessidade de que homens e mulheres reúnam dentro de si mesmos as forças vitais e a consciência. As menores ações cotidianas, qualquer conhecimento técnico, grandes idéias e realizações podem ser vistos de um plano "aberto". Com a inclusão dos seus valores simbólico e sagrado, isto é, ligar o visível com o invisível. Nesse nível de síntese, uma casa torna-se reflexo da ordem dos planetas, das estrelas.

Com uma visão aberta sintética, o corpo é um reflexo do cosmo: a coluna vertebral, por exemplo, equivale ao sagrado pilar que sustém o mundo — o *axis mundi*. O umbigo, às vezes o coração, simbolizam o centro do mundo, foco criativo de onde emerge o universo e raiz das nossas forças diárias. A sexualidade torna-se o meio natural de participar da contínua criação do mundo visível pelas forças invisíveis, desconhecidas e que a mente não pode alcançar nem do-

---

6. Eliade, Mircea. *O sagrado e o profano — Essência das religiões*. Lisboa, Ed. Livros do Brasil, s.d. (ed. orig. alemã).

minar com clareza, porque estão em dimensões muito superiores. Mas podemos sentir, perceber e analisar o resultado da ação dessas forças invisíveis e sagradas, no corpo, na casa — seja como habitação ou como sociedade dos homens — e nos fenômenos cósmicos.

Mas, adverte Eliade, mesmo na Índia, onde a ioga tântrica considerou a sexualidade e o corpo sagrados, aconteceram desvios e aberrações dos rituais, perdendo sua força construtiva e harmonizadora. O modelo do taoísmo chinês também teve desdobramentos destrutivos nos primeiros séculos da era cristã, segundo a pesquisadora Sukie Colegrave.[7]

Esses exemplos mostram que a busca por uma visão aberta que integre aspectos profanos e sagrados dos atos básicos — comer, procriar, caçar, procurar abrigo, vestir-se, trabalhar, pensar, amar — já não é tão acessível numa sociedade dessacralizada, sem mitos que norteiem a vida das pessoas.

ACOLHENDO A MÃE NATUREZA

O confronto com as forças vitais decorrente das experiências com o ventre foi visto por G. R. Heyer como suporte de uma nova ordem social.

Médico gastroenterologista e psiquiatra junguiano contemporâneo, Heyer entrelaça os fatos orgânicos com o simbolismo da psique e os rumos da sociedade. Em sua obra *Da minha oficina*,[8] esclarece que podemos escolher entre dois tipos de relações com a natureza, matriz do ser humano:

"A mãe dos impulsos, da natureza, do sangue, da inconsciência tem de ser largada. Esse doloroso sacrifício, entretanto, não significa a repressão dos instintos, o banimento dos impulsos nem a diabolização do mundo, como foi para a Igreja medieval."

Ocorre que é preciso deixar de viver de modo cego como fizemos na infância, isto é: superar a mãe natural sem opor-se a ela. Os fanáticos intelectuais e ascetas opõem-se violentamente à mãe-natureza.

É preciso que lidemos com a Mãe, como aponta Goethe quando fala sobre o destino: "Não deves resistir ao destino, mas também não fugir dele. Se fores ao seu encontro, bondosamente levar-te-á consigo".

A integração dos impulsos vitais à consciência vem com a superação do medo de sermos devorados pelo inconsciente. É também

---
7. Colegrave, Sukie. *Unindo o Céu e a Terra*. São Paulo, Cultrix, 1992 (ed. orig. inglesa 1979).
8. Heyer, G. R. *Da minha oficina*. Trad. Sandor Pethö para fins didáticos (ed. orig. alemã, Munique, J. F. Lehmann, 1966).

uma superação da perda de contato com a fonte da vida, que ocorreu durante a expansão da civilização humana.

Aqueles que não percebem que os braços da mãe natural — os impulsos, a voz do sangue dentro de cada um — podem ser tão bondosos e protetores quanto terríveis e mortais, continuam agindo como ingênuos.

Em vez de lutar contra ela ou de consumi-la, o ser humano consciente *acolhe* a natureza, dentro e fora dele.

PALAVRA DE JOSEPH CAMPBELL

Em 1985, o estudioso de mitologia Joseph Campbell (1904-1987), em entrevista ao jornalista Bill Moyers, participou de um especial da TV educativa americana PBS que foi ao ar no ano seguinte. A íntegra da conversa (levada ao ar no rancho Skywalker, do produtor cinematográfico George Lucas, a quem Campbell assessorou na realização de *Guerra nas estrelas*) saiu em livro, lançado no Brasil em 1990. A certa altura, Moyers lembrou uma conferência em que Campbell desenhara um círculo, um ponto bem no centro, uma linha reta acima do ponto e um pequeno quadrado acima da linha. Inspirado por Platão ("a alma é um círculo"), o professor tentava sugerir a esfera da psique, onde a reta limitava o consciente do inconsciente, localizou no ponto nosso centro de energia e no quadrado o aspecto de nossa consciência. "Pensamos que isso é que está comandando o espetáculo, mas não está", diz Campbell. "É o que brota de baixo para cima. O período em que se começa a perceber que o ego não está comandando o espetáculo é a adolescência, quando um novo sistema de exigências começa a se anunciar através do corpo."

11. Perto do coração profundo

CONSCIÊNCIA GRUPAL

As difíceis condições de relacionamento entre nações ricas e pobres, assim como entre grupos raciais e políticos, neste final de milênio, exigem que repensemos as atitudes frente à vida. Enquanto permitirmos que a transmutação dos valores humanos aconteça, há esperança de chegar às concepções equilibradas. Isto é, geração de filhos, idéias, criações sociais e descobertas científicas que corresponderão ao grau de consciência amplo alcançado pela maioria.

Obter um nível elevado de consciência grupal pode ser objetivo difícil, mas possível, depois do diálogo com a serpente interior, disse o psiquiatra G. R. Heyer em seus estudos sobre a revolução essencial que caracteriza o nosso tempo. Tal agitação revolucionária foi vista como irrupção dos conteúdos reprimidos em Freud e o confronto com os arquétipos em Jung. Heyer avisa que não se pode mais ignorar as questões do mal e do diabólico que foram projetadas no réptil inferior do mito cristão do Gênesis.

Estamos submetidos coletiva e individualmente às fortes tensões que o emergir da serpente condiciona. O significado deste momento se faz inteligível quando o ser humano ousa falar com a sua serpente, propõe Heyer em seu livro de 1960, *O campo de forças da alma*.[1]

---

1. Heyer, G. R. *El Campo de Fuerzas del Alma*. Barcelona, Labor, 1960 (ed. orig. alemã).

Aqueles que ainda não puderam abrir-se ao apelo das próprias entranhas talvez consigam compadecer-se pelo sofrimento de legiões de pessoas que foram geradas em estado de semiconsciência e não têm como subsistir. As imagens do desperdício da energia criativa do ventre chegam pela tevê e pelo cinema, desnudando a escravidão e o abandono de menores em diversas partes do mundo. Talvez esse sofrimento alcance o peito e a mente dos mais endurecidos, mostrando-lhes que a força do ventre deveria ser digna e voluntariamente envolvida com os centros superiores de consciência.

Então o ventre pode criar em sintonia com o peito e a cabeça? Certamente sim, disseram as ciências iogue e egípcia. A proposta de transmutar as forças criativas do ventre pela relação destas com o poder do coração chegou à psicologia por intermédio de Jung, reatualizando o trajeto da filosofia chinesa. Relendo atentamente *O segredo da flor de ouro*,[2] percebe-se a oportunidade de sua sabedoria, mantida em círculos taoístas esotéricos até cinqüenta anos atrás. *O ventre só alcança a plenitude quando sintonizado ao peito humano.*

DO VENTRE AO PEITO

Para o hinduísta inglês John Woodroffe,[3] o símbolo do coração nas tradições asiáticas significa a esperança de uma reflexão pura, desapegada dos planos individual e social. Isso só é alcançado quando a Kundalini passa da linha diafragmática, atingindo o chakra cardíaco. Na psicologia hindu, afirma o autor em seu livro *The Serpent Power*, o coração é o símbolo do conhecimento direto e intuitivo, em certo sentido mais valioso do que o pensamento lógico, cuja função seria complementar. O campo energético formado no coração espalha-se pelo tórax e representa-se psicologicamente como um tipo de consciência superior, uma visão cósmica que não se atinge só com os chakras do ventre.

Porém, avisa esse estudioso, o coração deve estar em equilíbrio com a respiração e com as funções do ventre. Essa percepção é ensinada nas escolas de ioga indianas por uma prática atenta e cuidadosa aos sinais corporais. Assim, por exemplo, quando o praticante atingir um equilíbrio ideal, teria inalado e exalado 21 600 mil vezes por dia. Respirar a menos ou a mais do que isso significaria não alinhar-se com a ordem superior macrocósmica, o que, conseqüentemente, leva às doenças.

---

2. Jung, C. G. e Willelm, R.*El Secreto de la Flor de Oro*, Buenos Aires, Paidós, 1977 (ed. orig. inglesa 1931).
3. Woodroffe. *Op. cit.*

A EVOLUÇÃO HUMANA

A questão social se apresenta na interpretação da sutil anatomia do corpo humano proposta pela escritora americana Alice Baily. Em um de seus livros, *Cura esotérica* (São Paulo, Pensamento), ela considera a evolução humana e mostra sua correlação com os centros energéticos. Afirma que os três chakras ventrais se relacionam com a formação da personalidade, e os localizados acima do diafragma estão associados ao desenvolvimento da consciência do grupo e à consciência universal:

"A personalidade trabalha através do plexo solar, do centro do sacro e da base da coluna. No processo de evolução, o ser humano transfere as energias do chakra da base para a cabeça, as energias do sacro para a garganta e as do plexo solar para o coração.

As energias da procriação são levadas para o centro criativo da garganta, *assim como os impulsos egocêntricos e os desejos do ventre (plexo solar — umbilical) são transmutados em consciência de grupo ao chegarem ao centro cardíaco*" (grifo nosso).

A visão dinâmica proposta por essa autora descreve o crescimento interligado da consciência individual, grupal e planetária. O esforço pessoal leva a um relativo acréscimo na consciência do grupo, porque cada um está relacionado com todos e com tudo.

A necessidade de equilíbrio entre os dinamismos psicológicos masculino e feminino também está presente nas representações artísticas iogues. No chakra da base (relacionado com a morada da energia vital de Kundalini), yin e yang aparecem como princípios primordiais, vale dizer, arquetípicos. Assim, nem se pode falar apropriadamente de masculino e feminino nesse nível, mas de duas polaridades que se manifestam separadamente, que são partes da Kundalini. As imagens pictográficas correspondentes são o lingam e a yoni.[4]

À medida que ascende, a Kundalini vai manifestando aspectos e afetos mais humanizados. No chakra seguinte, sua força corresponde aos órgãos sexuais, onde já se pode pensar em identidade masculina ou feminina. No plano do diafragma, o terceiro chakra liga

---

4. A palavra *linga* (ou *lingam*) significa "sinal distintivo" (Daniélou). É preciso considerar dois tipos de *linga*: o exterior e o interior. O primeiro é o órgão masculino, venerado pelas magias grosseiras. O *linga* interior é sutil e eterno, perceptível para aqueles que buscam o conhecimento. No tantra indiano, a vulva feminina é chamada *yoni*. Imagens femininas divinas com *yoni*, frutos e sementes com formas análogas e objetos esculpidos são motivo de oração, não por se referirem à mulher em si, mas porque simbolizam a energia criativa que envolve todas as coisas (Rawson).

o sexual e o arquetípico com as emoções intensas, como o medo, a raiva, os desejos e a questão das posses. Passando o nível do ventre, a transmutação desses conteúdos é notável, porque nasce uma consciência dos outros e das necessidades alheias como não era possível antes.

Na altura do peito, o quarto chakra representa uma união especial entre o ego e o *self*, como propôs Jung em *O segredo da flor de ouro*, ou a ligação de uma personalidade com o seu deus interior, como comenta Sir John Woodroffe. Essa divindade é ao mesmo tempo yin e yang, e sua imagem mais comum é o par Shiva e Shakti-Parvati.

AÇÃO CORAJOSA

No *Mahabharata*, poema épico que conta o desenrolar da vida de tribos indianas, os deuses ensinam que a ação correta não é aquela que nasce do ego, mas do coração profundo, referindo-se ao centro psicológico correspondente à consciência cósmica. O ego, diz Joseph Campbell em *O poder do mito*,[5] é "o que eu penso que sou, o que eu acho que sei e que posso ou que não posso".

Condicionado pelas convenções culturais e pelas regras sociais, o ego está limitado a uma percepção unilateral de si e dos outros. A superação de suas fronteiras implica coragem, que é a ação que vem do coração (*cor*, do latim: coração).

Em seu estudo sobre a simbologia do quarto chakra, a psicóloga paulista Denise Ramos descreve que o despertar desse centro sensibiliza e torna compassivo, aumenta a sensibilidade artística e sincroniza a pessoa com os ritmos da natureza. Mencionando a percepção que sobre o coração tiveram diferentes civilizações, Denise destaca o sistema iogue do tantra. A união interior proposta pela ioga tântrica pode ser experimentada como um casamento com o *animus*, no caso da mulher, e com a *anima*, no caso do homem, que confere com o pensamento junguiano do mistério das conjunções, diz a psicóloga, no livro *A psique do coração*.[6]

Condicionar a vida às percepções orientadas visceralmente diz muito pouco da criatura humana. Estamos freqüentemente amarrados à força egocêntrica do umbigo e pensamos que a verdade nos pertence. A mentalidade corporativista que assume um campo de conhecimento como coisa própria também é derivada de uma visão mesquinha dos centros do ventre. Não nos livraremos do peso da raiva

---

5. Campbell, Joseph. *O poder do mito*. São Paulo, Palas Athema, 1990.
6. Ramos, Denise. *A psique do coração*. São Paulo, Cultrix, 1990.

e da paralisação provocada pelo medo enquanto não expandirmos a consciência, pois a perspectiva ventral reduz as pessoas em classes, raças e ataca aqueles que não são "como eu": podem vir "pegar o meu prato de comida amanhã".

Foi através desse estilo divisionista que boa parte das regras sociais se estruturou, gestando feudos (científicos, religiosos, políticos, territoriais) às vezes chamados "panelinhas", claramente demonstrando a referência à comida. Também gerou a intolerância, a perseguição e a violência entre pessoas de uma mesma família, colegas de trabalho, "amigos" em tudo, menos na hora de enxergar os objetivos da comunidade. Os centros do ventre trazem a visão do que serve à subsistência egocêntrica, *necessária mas não absoluta*, porque também dependemos do respeito mútuo e da cooperação entre muitos, para sobrevivermos em sociedade.

Por isso, é tarefa imediata escapar aos paradigmas que obstaculizam a mente de muitas pessoas e as impedem de compreender

SEXO, CORAÇÃO E VOZ

Quando uma pessoa começa a desenvolver a sua sexualidade, tornando-a uma função consciente, pode perceber que se torna capaz de criar no nível da palavra falada. Sua capacidade de expressão através da palavra ou do canto amplia-se. Sua voz tem maior alcance, fica mais cheia e sonora. Isso é possível pela íntima conexão entre os dois pólos do eixo Touro-Escorpião, ou de seus correspondentes no corpo: área sexual e garganta. Inversamente, quando uma pessoa se prepara para ser cantor ou cantora, reaprende a respirar e "puxa" a voz de baixo. Isto é, às vezes, como se tirasse o som do próprio ventre, projetando-o na cabeça. Mas a interpretação do cantor, ou a capacidade de motivação de um político, professor ou outro profissional da fala depende do modo como ele associa seu entusiasmo àquilo que diz. Em outros termos, depende do seu domínio emocional. O entusiasmo é uma qualidade relacionada psicologicamente ao coração, isto é, aos sentimentos, à "força do sangue" presente ou ausente naquilo que se faz e diz. Na Antigüidade, *entusiasmo* era o arrebatamento extraordinário, a exaltação daquele que estava sob inspiração divina. Daí ter sido usado como sinônimo para o estado de transe. Hoje essa é a qualidade das ações que têm ardor, paixão ou que extravasam uma alegria viva, com júbilo. Por esse motivo é que aquilo que se diz e faz com entusiasmo convence mais, torna-se mais verdadeiro do que quando o coração não está presente. Originalmente, entusiasmo significou "ter Deus consigo".

a importância dos sonhos, por exemplo, ou dos mitos, que são sonhos de povos inteiros. Para todas essas "loucuras" é preciso ir além dos limites do ego em um dado instante, avançando nos espaços internos. Essa parece ser a disposição de uma boa parte das pessoas que estão trabalhando pela abertura dos seus canais de percepção internos e externos. Mas a busca da sabedoria não chega a atingir um resultado prático, uma verdadeira mudança quando estiver desligando o ventre do peito e da cabeça.

Não dá para ser um cientista equilibrado sem ter resolvido os principais problemas nos relacionamentos, inclusive sexuais. Também não se pode querer chegar à santidade desligando-se dos semelhantes, deixando de cuidar do próprio corpo e de atender às necessidades mínimas da vida em grupo. Alternativas semelhantes já foram tentadas e experimentadas em épocas anteriores à nossa. As ordens religiosas de contemplação, os eremitas, os monges budistas em seus mosteiros isolados não têm mais o mesmo sentido do passado. A nova ordem em gestação pede uma ação coordenada comum e os meios de comunicação, desenvolvidos em níveis jamais imaginados há cem anos, estão aí para instrumentalizar a necessidade humana de troca profunda e autêntica.

CORAÇÃO LEVE COMO UMA PENA

Abrir o peito e deixar brilhar a luz do coração. Essa mensagem estava, recentemente, não na boca de um líder religioso, mas num filme: *E. T.*; Steven Spielberg produziu e dirigiu esse e outros filmes (alguns com a consultoria de Joseph Campbell) associando o conteúdo de mitos já quase esquecidos, reavivando-os no íntimo do espectador. No caso de *E. T.*, entre vários mitologemas, foi relembrada uma alegoria presente na cultura egípcia há mais de três mil anos.

Consta do conjunto de textos conhecido como Livro dos Mortos a importância dos atos praticados à luz do coração. Na psicologia dos antigos egípcios que se pode interpretar por esse trecho, o fato de que uma pessoa tivesse agido segundo seu coração era decisivo para o futuro da sua alma. Não apenas fizeram menção à importância da ação corajosa (que ousa ir além dos limites preestabelecidos), mas ao julgamento da consciência intuitiva que foi representada pela deusa do equilíbrio, Maat.

Maat, representação soberana da harmonia cósmica, era artisticamente representada como uma mulher, porém mais freqüentemente como uma pena de avestruz. A suprema sabedoria dos rituais e danças sagradas egípcios residia em promover e estimular o alinhamento das ações realizadas no plano individual com o plano social

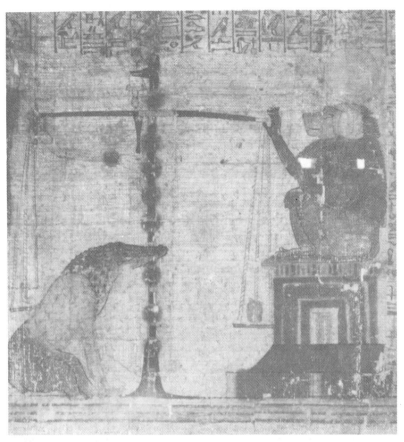

Pesagem do coração do morto contra a pena simbólica de Maat, deusa da harmonia e da ordem universais. Distingue-se de outras representações da mesma cena pela presença de sete grandes nódulos ao longo da haste, até o braço da coluna (Campbell).

e cósmico. Isso era sinteticamente pintado na cena da pesagem do coração do morto.

As cenas de julgamento são do capítulo 125 do Livro dos Mortos, de Keena, da 19ª dinastia (Tebas), cuja data aproximada é de 1405 a 1367 a.C. Esse conjunto de papiros, que está atualmente no Museu de Leyden, Holanda, foi descrito pela artista tcheca Hannelore Kischkewitz, em seu *Egyptian Art: Drawings and Paintings* (1972):

"À direira do altar, Thot está sentado na sua forma de babuíno. Ele observa o procedimento da pesagem com grande atenção. Diante dele, o coração do morto está sendo contraposto a Maat, o verdadeiro sentido da vida. Os hieróglifos na parte superior do papiro apresentam a confissão negativa dos pecados do morto, pretendendo influenciar a pesagem em seu favor. (...) O devorador, monstro com cabeça de crocodilo, está do outro lado da balança, pronto para devorar o coração do homem morto se ele ficar devendo na graduação das escalas da balança. Isso cortaria decisivamente a sua aspiração à existência no outro mundo (...) não lhe restando mais do que uma existência como sombra e toda sorte de punições".

Comentando o referido ritual, Campbell destaca a forma da balança ritualística. Os sete nós da haste representam o canal de ascensão da Kundalini pela coluna dorsal, diz ele em *A extensão interior do espaço exterior*[7] "Em termos de Kundalini, dificilmente uma mensagem poderia ser mais clara, ou seja, *se os objetivos do morto em vida não fossem superiores ao nível do terceiro chakra, o Devorador ficaria com o seu coração ou sua alma*" (grifo nosso).

Assim, quando as ações de uma pessoa estiverem dirigidas só pelos centros do ventre, ela não conseguirá entrar em equilíbrio com a ordem cósmica. O animal conhecido como Devorador representa as qualidades psicológicas das experiências que temos com as funções corporais do ventre. Correspondem às condições dos três primeiros chakras descritos na ioga. O deus Thot relaciona-se com o desenvolvimento dos chakras superiores e assemelha-se ao guia interno que surge durante a busca para expansão da consciência.

Para o coração estar leve como uma pena, ele não pode conter mágoas nem rancores, ódios ou ambições egoístas. Como tratamos as coisas do coração geralmente de maneira desatenta, os enfartes e tentativas de contornar os entupimentos de suas artérias tornam-se freqüentes.

Pelo que vimos, as relações entre o ventre e o peito no ser humano, com todas as implicações médicas, psicológicas e até espirituais decorrentes, foram analisada há milênios. Mesmo assim, não foram completamente assimiladas.

ATUAL INICIAÇÃO COLETIVA

O restabelecimento da conexão com o inconsciente, em particular com as manifestações da consciência visceral, é significativo pa-

---
7. Campbell, Joseph. *A extensão...*, op. cit.

ra homens e mulheres. Representa uma fase de percepção e expansão da consciência, tão necessária que pode ser vista como uma iniciação coletiva nos mistérios da vida e da morte. Aqueles conteúdos que foram privilégio de uma minoria há seis mil anos, atualmente devem fazer parte do acervo consciente da maioria. Pelo menos seus aspectos principais.

Sandor Pethö, médico húngaro e psicoterapeuta que exerceu sua atividade em São Paulo (1916-1992), comentou as condições atuais de relacionamentos interpessoais em suas aulas. Disse que a mulher está saindo do útero social, contestando os valores e os padrões de comportamento patriarcais em vários campos de atuação. E isso requer muitas idas e vindas no esforço psicológico de superar os condicionamentos patriarcais. Estes tanto lhe trouxeram excessos mentais quanto suprimiram a força do ventre, desequilibrando o natural circuito energético. Para que ocorram elaborações mais adequadas aos novos tempos e novos hábitos de comportamento, é preciso suportar a tensão atual entre os dinamismos opostos que se apresentam, tanto no *soma* quanto na psique.

Sandor[8] costumava mencionar também que é importante deixar que as progressões e retrogradações entre o plexo solar e o plexo cardíaco (3º e 4º chakras) se sucedam espontaneamente. Sua maneira de compreender a nossa realidade orienta para a escolha de atitudes que se desenrolam naturalmente na convivência, num tipo de progresso de crescimento em espiral.

A linearidade que foi representada na haste da balança sagrada dos egípcios é típica da percepção vertical, que começou no final do império egípcio e predominou na ideologia patriarcal. Com ela a terra foi desprivilegiada, dividida e explorada em propriedades. Os valores da razão foram procurados como objetivos mais consagrados ao processo dos homens. Anteriormente, a linearidade horizontal do matriarcado de seis mil anos atrás indicava que a Terra-Mãe (e os seus bens emocionais) eram o valor máximo e a fonte da vida humana.

A verticalidade e a horizontalidade são visões em conflito neste momento histórico. A cruz dos cristãos indicava essa luta, que, entretanto, deverá ser superada pela união circular dos opostos.

A PROPOSTA DE SANDOR

Da tensão entre os opostos, provavelmente chegaremos, propôs Sandor, ao padrão da espiral. O movimento energético em espiral

---

8. Sandor Pethö faleceu sem publicar essas idéias. As referências apresentadas foram ouvidas em aulas e grupos de estudos de que participei.

é uma ascensão dinâmica tecendo ligações entre conteúdos diferentes e pólos contrários do corpo e da psique. Mesmo essas atuais denominações — corpo e psique — poderão vir a ser descartadas e substituídas por conceitos mais precisos e abrangentes. No plano dos relacionamentos entre homem e mulher, a síntese dos opostos atingirá outro nível de consciência, que será mais do que a soma algébrica entre "masculino" e "feminino".

Sandor reafirmou em seus grupos de estudo que o processo de consciência atualmente em curso exige do homem e da mulher os esforços mais altos e perseverantes: "Masculino e feminino, como que pelo destino, dependem um do outro em todos os estágios de desenvolvimento. Na série de transmutações do processo de individuação experimenta-se o 'meu' no 'teu', às vezes no 'inteiramente outro', como um valor enigmático e imprescindível. Tais intercâmbios entre o homem e a mulher acendem a chama do desenvolvimento e levam cada um a tornar-se 'si-mesmo'.

DANÇAR CONSCIENTE

Nesse sentido, a redescoberta atual da dança que reorganiza particularmente as funções do ventre tem significado elevado e facilitador do processo de conscientização das pessoas. Abrir-se para o contato com as energias telúricas do próprio ventre, com o objetivo de elevá-las e transmutá-las em movimentos espirais, pode ser muito útil para as mulheres de hoje. Essa dança, porém, não pode ser vista como um mero exercício: ela já fez parte de uma religião muito antiga, ligada ao culto da terra e do útero poderoso da Deusa.

Importa muito trazer à consciência os aspectos do princípio yin que ficaram marginalizados e até mesmo selados ao acesso psicológico das pessoas nesta civilização. Os procedimentos da dança do ventre são sérios e merecem o respeito das coisas transcendentes e sagradas. Talvez, assim, o conhecimento e a luz do ventre apareçam para serem unidos à sabedoria luminosa do coração e da mente no ser humano.

E, quem sabe, iremos transpor as ciladas de poder e sedução do lado maligno da serpente e voltaremos do encontro com ela mais belas e mais alegres. Provavelmente, mais sábias.

Leia Também

CORPO SOFRIDO E MAL-AMADO
As experiências da mulher com o próprio corpo
Lucy Penna

Um estudo dos aspectos sociais, educacionais, psicológicos e corporais da condição feminina à luz da teoria junguiana. O dado fundamental deste livro é a ligação da mulher com seu próprio corpo e com o arquétipo da terra. Partindo de sua experiência clínica e de entrevistas com universitárias, a autora trnsmite de maneira fluente o simbolismo básico das dores e insatisfações comuns entre as mulheres. Obra ricamente ilustrada, incluindo um roteiro para auto-avaliação da imagem corporal. REF. 366

TANTRA
O culto da feminilidade
André Van Lysebeth

O autor revela para o Ocidente as técnicas de controle sexual há muito guardadas em segredo pelos iniciados nos cultos orientais. O tantra vê na repressão dos valores femininos, pela civilização patriarcal, a causa oculta da crise do mundo moderno. Ele afirma que só o culto da feminilidade e de seus valores pode trazer um verdadeira mudança da sociedade. Trata-se de um livro belíssimo, em formato 21 x 28cm, com ilustrações e fotografias incluindo um caderno inteiramente em cores. REF. 392

O RETORNO DA DEUSA
Eduardo C. Whitmont

Este livro é resultado de dez anos de pesquisa sobre a feminilidade, a agressão e a moderna busca da maturidade. Um trabalho fundamental sobre um acontecimento psíquico de nossa era: a recuperação dos aspectos femininos da pessoa. Constitui, sem dúvida, uma linha divisória de nossa produção cultural e de nossas consciências. Um clássico da teoria analítica junguiana. REF. 148

BRUXAS E HERÓIS
Uma abordagem feminista na terapia junguiana de casais
Polly Young-Eisendrath

O relacionamento homem-mulher é abordado de uma óptica junguiana e feminista. Uma lenda medieval é tomada como mote, permitindo à autora transmitir, em linguagem simples e clara, as teorias de Jung e Sullivan. Com esta abordagem, ela procura compreender as interferências dos complexos individuais nas relações de casais, reavaliando o princípio feminino e a natureza da autoridade feminina. Contribui para sistematizar, através desse enfoque, o conhecimento sobre terapia de casais. REF. 541

SONHOS
Um portal para a fonte
Edward C. Whitmont e Sylvia Brinton Perera

Esta é uma obra essencial de referência para profissionais que utilizam a interpretação de sonhos em sua prática clínica, com profundidade. Os autores, conhecidos analistas junguianos, conseguiram criar um guia ao mesmo tempo rico, diversificado e prático, colaborando para a compreensão dos diferentes níveis e significados de cada sonho. Para terapeutas e pessoas desejosas de aprender com os sonhos. REF. 493

IMPRESSO NA GRÁFICA *sumago*
sumago gráfica editorial ltda
rua itauna, 789   vila maria
02111-031   são paulo   sp
tel e fax 11 **2955 5636**
sumago@sumago.com.br

------------------------------ dobre aqui ------------------------------

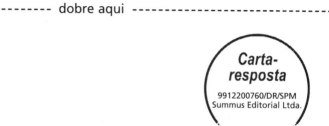

Carta-resposta
9912200760/DR/SPM
Summus Editorial Ltda.
CORREIOS

CARTA-RESPOSTA
NÃO É NECESSÁRIO SELAR

O SELO SERÁ PAGO POR

C AVENIDA DUQUE DE CAXIAS
1214-999 São Paulo/SP

------------------------------ dobre aqui ------------------------------

DANCE E RECRIE O MUNDO

summus editorial
CADASTRO PARA MALA DIRETA

Recorte ou reproduza esta ficha de cadastro, envie completamente preenchida por correio ou fax, e receba informações atualizadas sobre nossos livros.

Nome: _____ Empresa: _____
Endereço: ☐ Res. ☐ Coml. _____ Bairro: _____
CEP: _____ - _____ Cidade: _____ Estado: _____ Tel.: ( ) _____
Fax: ( ) _____ E-mail: _____
Profissão: _____ Professor? ☐ Sim ☐ Não Disciplina: _____ Data de nascimento: _____

1. Você compra livros:
☐ Livrarias ☐ Feiras
☐ Telefone ☐ Correios
☐ Internet ☐ Outros. Especificar: _____

2. Onde você comprou este livro? _____

3. Você busca informações para adquirir livros:
☐ Jornais ☐ Amigos
☐ Revistas ☐ Internet
☐ Professores ☐ Outros. Especificar: _____

4. Áreas de interesse:
☐ Educação ☐ Administração, RH
☐ Psicologia ☐ Comunicação
☐ Corpo, Movimento, Saúde ☐ Literatura, Poesia, Ensaios
☐ Comportamento ☐ Viagens, Hobby, Lazer
☐ PNL (Programação Neurolingüística)

5. Nestas áreas, alguma sugestão para novos títulos? _____

6. Gostaria de receber o catálogo da editora? ☐ Sim ☐ Não

7. Gostaria de receber o Informativo Summus? ☐ Sim ☐ Não

Indique um amigo que gostaria de receber a nossa mala direta

Nome: _____ Empresa: _____
Endereço: ☐ Res. ☐ Coml. _____ Bairro: _____
CEP: _____ - _____ Cidade: _____ Estado: _____ Tel.: ( ) _____
Fax: ( ) _____ E-mail: _____
Profissão: _____ Professor? ☐ Sim ☐ Não Disciplina: _____ Data de nascimento: _____

summus editorial
Rua Itapicuru, 613 – 7º andar 05006-000 São Paulo - SP Brasil Tel.: (11) 3872 3322 Fax: (11) 3872 7476
Internet: http://www.summus.com.br e-mail: summus@summus.com.br

cole aqui